Die Kontraktilität des Herzmuskels bei elektrischer Stimulation

Experimentelle Untersuchungen zur Pharmakologie der elektromechanischen Koppelung

Von

Prof. Dr. ERNST G. SCHMIDT
Direktor des Instituts für Präventive Medizin und Physiotherapeutische Rehabilitation des Staatsbades Salzuflen an der Universität Münster

Mit einem Geleitwort von

Prof. Dr. F. BENDER
Direktor der Medizinischen Klinik und Poliklinik der Westfälischen Wilhelms-Universität Münster

Mit 62 Abbildungen

19 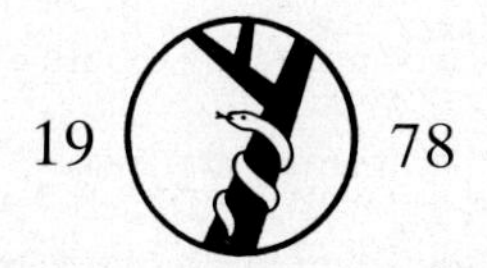 78

F. K. SCHATTAUER VERLAG · STUTTGART – NEW YORK

Schmidt, Ernst G.:
Die Kontraktilität des Herzmuskels bei elektrischer Stimulation : experimentelle Unters. zur Pharmakologie d. elektromechan. Koppelung / von Ernst G. Schmidt. Mit e. Geleitw. von F. Bender. – Stuttgart, New York : Schattauer, 1978.
ISBN 3-7945-0642-1

In diesem Buch sind die Stichwörter, die zugleich eingetragene Warenzeichen sind, als solche nicht besonders kenntlich gemacht. Es kann also aus der Bezeichnung der Ware mit dem für diese eingetragenen Warenzeichen nicht geschlossen werden, daß die Bezeichnung ein freier Warenname ist.

Alle Rechte, insbesondere das Recht der Vervielfältigung und Verbreitung sowie der Übersetzung in fremde Sprachen, vorbehalten. Kein Teil des Werkes darf in irgendeiner Form (Fotokopie, Mikrofilm oder ein anderes Verfahren) ohne schriftliche Genehmigung des Verlages reproduziert werden.

© 1978 by F. K. Schattauer Verlag GmbH, Stuttgart, Germany

Printed in Germany

Satz, Druck und Einband: Schwetzinger Verlagsdruckerei GmbH, 6830 Schwetzingen

ISBN 3-7945-0642-1

WILLIAM C. HOLLAND, M. D.
in memoriam

Geleitwort

Elektrostimulationen des Herzens werden heute schon am Menschen systematisch bei verschiedenen diagnostischen Fragestellungen oder zu therapeutischen Eingriffen durchgeführt. Dabei stehen Probleme der Herzrhythmusstörungen im Vordergrund. Zur Erfassung der Inotropie des Herzmuskels können wir noch nicht auf routinemäßig bei Patienten anwendbare Methoden zurückgreifen; die notwendigen Grundlagen für die klinisch-ärztliche Tätigkeit beziehen wir deshalb nach wie vor aus dem Tierversuch, zum Teil aus Untersuchungen an Einzelfasern, Faserbündeln oder größeren Abschnitten des Herzens.

Diese Abfassung stützt sich auf zweijährige, ausgiebige tierexperimentelle Untersuchungen von Herrn SCHMIDT im Institut von Prof. Dr. W. C. HOLLAND an der Universität Jackson/Miss. (USA), wo er auf Einladung als Assistant Professor tätig war. Der Autor benutzte das Glyzerinmodell, um durch Stimulation des isolierten Kaninchenvorhofs Einblicke in Gesetzmäßigkeiten der elektromechanischen Koppelung zu gewinnen.

Gerade die mit Änderungen der Kalziumströme zusammenhängenden Funktionsänderungen des Herzmuskels interessieren heute alle kardiologisch tätigen Wissenschaftler und Ärzte. Sie können ihre Kenntnisse durch die Lektüre dieses Buches erweitern.

F. BENDER

Vorwort

Die Kardiologie sieht sich zunehmend mit Problemen konfrontiert, deren Lösung ein Zusammenwirken mit anderen Fachrichtungen notwendig macht. Besondere Bedeutung kommt dabei der Zusammenarbeit mit der Pharmakologie zu. Bedeutende Fortschritte, die in den letzten Jahren in der internistisch-klinischen Praxis erzielt werden konnten, basieren auf den Vorarbeiten der pharmakologischen Grundlagenforschung; die erfolgreiche Transformation ihrer Ergebnisse in die Praxis haben der Pharmakologie andererseits wichtige Impulse zur Forschung vermittelt.

Zahlreiche Untersuchungen sind gerade in jüngster Zeit durchgeführt worden, um den Zusammenhang zwischen Erregung und Kontraktion, Elementarfunktionen der elektromechanischen Koppelung, aufzudecken. Entkoppelungserscheinungen, etwa am Herzmuskel, sind beobachtet worden in Experimenten mit bestimmten hypertonischen Lösungen, speziell mit Glyzerin (glycerol removal effect, glycerol effect). Verschiedene Arbeitsgruppen haben eine Fülle von Einzelbeiträgen geleistet, ohne daß es bisher hinreichend gelungen ist, den Primärzusammenhang des Koppelungsmechanismus zu erklären. Viele Fragen sind offen geblieben, manche noch nicht einmal im Ansatz formuliert.

Die vorliegende Arbeit befaßt sich ebenfalls mit dem Phänomen der Entkoppelung/Koppelung am Herzmuskel. Ausgangspunkt der Experimente, die an Vorhöfen von Kaninchenherzen durchgeführt wurden, sind Veränderungen im Kontraktionsverhalten beim Entzug von Glyzerin (Glyzerinentzugseffekt). Ziel der Arbeit ist in der ersten Stufe die Aufdeckung fundamentaler Abhängigkeiten dieser Veränderungen; als zweite Stufe werden Erkenntnisse über Wiederholbarkeit und Beeinflussung wie Verstärkung, Abschwächung und zeitliche Verschiebung (shift) der Effekte angesehen. Kenntnis und Beherrschung der Dynamik des Glyzerinmodells eröffnen die Möglichkeit, allgemein die kardiotone Wirkung pharmakologischer Substanzen planmäßig zu erforschen und zu testen.

Über 2400 Einzelexperimente wurden in zweijähriger Arbeit durchgeführt und ausgewertet. Die Ergebnisse sind in Darstellungen zusammengefaßt. Die Beschreibung beschränkt sich auf wesentliche Zusammenhänge.

Mein besonderer Dank gilt meinem hochverehrten Lehrer, Herrn Prof. Dr. med. F. BENDER, Direktor der Medizinischen Klinik und Poliklinik der Universität Münster, Dekan des Fachbereichs Klinische Medizin der Westfälischen Wilhelms-Universität, für die stete Förderung meiner wissenschaftlichen Arbeit.

Gleichermaßen gilt mein aufrichtiger Dank meinem verehrten Lehrer, Herrn Dr. W. C. HOLLAND, M. D., vormals Professor und Chairman des Department of Pharmacology and Toxicology, The University of Mississippi Medical Center, Jackson, Mississippi, USA. Unter seiner Anleitung hat sich mir die spezifisch amerikanische Methodik der pharmakologischen Grundlagenforschung erschlossen. Seine Anregungen führten auch zu dieser Arbeit.

Für elektronenmikroskopische Untersuchungen danke ich Frau Dr. A. B. WILKES, Ph. D., Assistant Professor am Department of Pharmacology and Toxicology, The University of Mississippi Medical Center, Jackson, Mississippi, USA.

Für die Organisation der Arbeit, insbesondere des statistischen Teils, danke ich Herrn Diplom-Sozialwirt REINHARD W. F. SCHMIDT, Organisator für elektronische Datenverarbeitung.

Sehr verbunden bin ich Herrn Dr. med. A. WEIDNER, Geschäftsführer der Giulini Pharma GmbH, für die großzügige Unterstützung beim Druck der Arbeit.

Bad Salzuflen, im Sommer 1978 ERNST G. SCHMIDT

Kurzfassung/Abstract

Kontinuierlich stimulierte Kaninchenvorhöfe weisen bei Inkubation in und Extraktion aus besonderen hypertonischen Lösungen einen Rückgang der Kontraktionsspannung auf. Die Muskeln werden in Ringer-Locke-Lösung äquilibriert, in hypertonischen Glyzerin- oder Harnstoffmedien inkubiert und wieder in Ringerlösung extrahiert. Bestimmte Parameter des mechanischen Verhaltens werden gemessen und quantitativ verglichen, sowohl während Inkubation als auch während Extraktion.

Die Änderung der Kontraktionsspannung wird nach unterschiedlichen Inkubationszeiten und verschiedenen Inkubationskonzentrationen festgestellt. Effekte, die auf unterschiedlicher Osmolarität von Glyzerin und Harnstoff beruhen, werden verglichen. Die Einflüsse der Inkubationskonzentration und Inkubationszeit, welche die Effekte beherrschen, werden aufgezeigt. Die Aktionsunterschiede von geringen Glyzerin- und Harnstoffkonzentrationen werden auf Unterschiede in der Penetrationsgeschwindigkeit zurückgeführt. Der überragende Einfluß des elektrischen Stimulus wird, bezogen auf Reizzeit und Spannung, untersucht. Während Inkubation führen Änderungen in der Reizzeit nicht zu Kontraktionsänderungen, während Extraktion werden signifikante Unterschiede in der Reaktion nachgewiesen. Die Spannung des elektrischen Stimulus ist in beiden Phasen von größerer Bedeutung als die Reizzeit. Während Inkubation wird durch Spannungserhöhung eine Verminderung der Amplitudenhöhe erreicht, zur Zeit der Depression während Extraktion nimmt die Amplitudenhöhe bei Spannungserhöhung zu. Die besondere Bedeutung der elektrischen Spannung zeigt sich im sofortigen Wiederansprechen der mechanischen Amplitude auf die Spannungserhöhung in einer Phase, in der selbst durch Zusatz hoher Kalziumkonzentrationen keine Kontraktion mehr erreicht werden kann. Die Einflüsse von Kalzium und Lanthan auf den kontraktilen Apparat werden geprüft. Kalzium bewirkt in beiden Phasen unterschiedliches Verhalten. Während Extraktion führt es zu momentaner Aktivierung der Amplitude, beeinflußt aber den weiteren Amplitudenverlauf nicht. Lanthan vertieft in gleicher Phase die Depression. Es ändert aber auch gleichzeitig den weiteren Verlauf der Amplitude, so daß hier ein zweiter, durch Kalzium kontrollierter Prozeß zu vermuten ist, der durch Lanthan blockiert wird. In aufeinanderfolgenden Experimenten wird unter konstanten Bedingungen das Glyzerinmodell untersucht. Durch Nachweis von gesetzmäßigem Verhalten kann Einblick in den Ablauf genommen werden.

Obwohl nur Amplitudenbewegungen beobachtet werden, kann durch die Fülle der Ergebnisse ein gut überschaubares Bild des Glyzerinmodells gewonnen werden. Insgesamt wird ein Modell beschrieben und erklärt, das sich zur Untersuchung kardiotoner Wirkungen von Testsubstanzen eignet. Das Phänomen der elektromechanischen Koppelung, das dem Glyzerinmodell zugrundeliegt, erfährt neue Aspekte. Beziehungen zu klinischen Problemen bieten sich an.

Continuously stimulated rabbit atria show a decline in contractile tension during and after exposure to special hypertonic solutions. Muscles are equilibrated in Ringer-Locke solution, incubated in hypertonic glycerol or urea media, and returned to Ringer's solution. Certain parameters of the contractile response are measured and compared quantitatively during incubation and removal periods.

The change of contractile force is noted following different incubation times and different incubation concentrations. Effects of different tonicities of glycerol and urea are compared. The influences of the incubation concentration and the incubation time governing the effects during incubation and removal are shown. The differences in action between low glycerol and urea concentrations probably reflect a result caused by the difference in penetration speed of the molecules. The important effects of duration and voltage of the electrical stimulus are investigated. Varying the duration no changes in contractile response are obtained during incubation, during removal significant differences in reaction can be shown. In both phases the voltage of the electrical stimulus is of greater importance than the duration. During incubation higher voltages lead to a reduction in amplitude. Throughout the depression during removal higher voltages lead to higher amplitudes. The importance of the voltage is shown by the immediate recovery of the mechanical response in a stage, in which the addition of a high amount of calcium does not show any effect. The influences of calcium and lanthanum upon the contractile apparatus are proved. Calcium acts differently in both phases. During removal an immediate recovery of the amplitude can be seen while the further course remains unchanged. Lanthanum deepens the depression and changes the further course of amplitude. Therefore a second calcium controlled process is assumed, which is blocked by lanthanum. In consecutive experiments under constant conditions the glycerol model is investigated. The proof of a defined behaviour points to the dynamics.

Although only changes in amplitudes are investigated, by the number of the results a fairly good picture of the glycerol model can be obtained. Concerning all results a model has been described to investigate with the cardiac actions of test substances. The phenomenon of the excitation-contraction coupling, which is the base of the glycerol model, gains new aspects. Connections to clinical problems can be seen.

Inhalt

Erstes Kapitel: Grundlegungen

I. Geschichtlicher Überblick

Die Abhängigkeit der Herzmuskelkontraktion von spezifischen physiologischen Ionen wird 1883 von SIDNEY RINGER beschrieben. Spontan schlagende Froschherzen verlieren in kalziumfreier Lösung ihre Kontraktilität. Die elektrische Aktivität der Fasermembran ist dabei nicht wesentlich verändert (BIEDERMANN, 1895; LOCKE und ROSENHEIM, 1907; MINES, 1913). Kalziumionen können somit schon sehr früh als Bindeglied zwischen elektrischem und mechanischem Geschehen angesehen werden. Die Verknüpfung des fundamentalen Zusammenhanges von Zellstruktur und -funktion mit der Ionenregulation bei der Muskelkontraktion stellt HODGKIN (1951) heraus. Kalziumlagerstätten im Muskel werden erst spät erkannt. Untersuchungen von NIEDERGERKE (1956) an Froschherzen weisen darauf hin, daß Kalzium entweder die Zellmembran passiert oder von oberflächennahen Depots in der Faser freigesetzt wird, um die Kontraktion in Gang zu bringen. HUXLEY und TAYLOR (1958) können mit scharf lokalisierten Depolarisationsströmen Kontraktionen nur an bestimmten sensiblen Stellen der Zellmembran auslösen. Diese Stellen stimmen mit den Öffnungen der querverlaufenden Tubuli am Sarkolemm überein. EBASHI und LIPPMANN (1961) nehmen an, daß Kalzium durch einen energieabhängigen Prozeß in den Tubuli und Vesikeln des sarkoplasmatischen Retikulums gebunden ist. Die Bindung wird einem Adenosintriphosphatsystem in der Retikularmembran zugeschrieben. An quergestreiften Muskelfasern wird Kalzium nach autoradiographischer Vorbehandlung (WINEGRAD, 1965a, 1965b) und Präzipitation mit Oxalat (CONSTANTIN, FRANZINI-ARMSTRONG und PODOLSKY, 1965) vor allem in den lateralen Zysternen der longitudinalen Komponenten des sarkoplasmatischen Retikulums bei elektronenmikroskopischen Untersuchungen gefunden. Am Herzmuskel weisen LEGATO und LANGER (1969) Kalzium nach Präzipitation mit Pyroantimonat in den terminalen Vesikeln der longitudinalen Anteile des sarkoplasmatischen Retikulums nach. Zur gleichen Zeit weisen HOLLAND und PORTER auf die Möglichkeit eines zweiten Kalziumlagers unmittelbar unter der Plasmamembran in der Herzmuskelfaser beim Säugetier hin. Nach BRADY (1967) unterscheidet sich die Kontraktion der Herzmuskulatur beim Säugetier ganz charakteristisch von der der Skelettmuskulatur. Herzmuskulatur kann nicht tetanisiert werden, sie hat eine signifikante Ruhespannung, bevor überhaupt eine Kontraktionsspannung entwickelt wird. Sie ist durch einen langsamen Beginn der Kontraktion gekennzeichnet. Am Skelettmuskel ruft Kaliumanstieg oder Depolarisation eine phasische Kontraktion hervor (HODGKIN und HOROWICZ, 1960), am Herzmuskel mehr eine verlängerte Kontraktion (NIEDERGERKE, 1956). In Lösungen mit höherer Kalziumkonzentration wird die Dauer der phasischen Kontraktion beim Skelettmuskel länger, dagegen findet beim Herzmuskel ein Spannungsanstieg während der ganzen Kontraktionszeit statt. Für die Herzmuskelfaser ist Kalzium im umgebenden Medium unbedingt erforderlich, für die Skelettmuskelfaser aber normalerweise nicht notwendig. Kalzium erhöht den Schwellenwert der Spannung bei Skelettmuskulatur, es reduziert ihn bei Herzmuskulatur (NIEDERGERKE, 1956). Magnesium verhält sich ähnlich wie Kalzium gegenüber Skelettmuskelfasern, nicht aber gegenüber Herzmuskelfasern (LÜTTGAU und NIEDERGERKE, 1958). Eine Natriumreduktion hat wenig Einfluß auf Skelettmuskulatur (HODGKIN, HOROWICZ, 1960), bei Herzmuskulatur verstärkt es den Effekt von Kalzium.

Koffein setzt Kalzium von isolierten Retikulumfraktionen frei (BIANCHI und SHANES, 1959; HERZ und WEBER, 1965; CARVALHO und LEO, 1967) und steigert die nach innen und außen gerichtete Ausbreitung von Kalzium (BIANCHI, 1961) ohne gleichzeitige Membrandepolarisation (AXELSON und THESLEFF, 1958). Nach NAYLER (1967) geht die stimulatorische Aktivität des Koffeins mit einer Anreicherung von zyklischem 3'5'-Adenosinmonophosphat (AMP) einher. Von Lanthan wird eine kalziumverdrängende Wirkung an der Zellmembran erwartet (DOGGENWEILER und FRENK, 1965). WEISS (1969) findet die Mobilität von Kalzium an weniger oberflächennahen Membranstellen herabgesetzt und die Aufnahme von Ca^{45} gesenkt. Kalziumionen selbst werden als Mittlersubstanz zwischen Membrandepolarisation und Spaltung von Kreatinphosphat bzw. ATP angesehen (FLECKENSTEIN, SCHWOERER und JANKE, 1961). Die Höhe der extrazellulären Kalziumkonzentration wird erst bei Reizung für das Ausmaß der Spaltung von energiereichem Phosphat quantitativ mitbestimmend. Die elektromechanische Entkoppelung wird somit als Insuffizienz des Myokardstoffwechsels gedeutet, die durch Kalziumentzug verursacht wird (SCHILDBERG und FLECKENSTEIN, 1965).

Volumenänderungen und Änderungen im kontraktilen Verhalten von Skelettmuskulatur durch hypertone Salzlösungen werden seit COOKE (1898), OVERTON (1902), STEGGERDA (1927), HOWARTH (1957) und HODGKIN und HOROWICZ (1957) immer wieder beschrieben. Auf Unterschiede in der Effektivität verschiedenartiger Mittel wird von FUJINO, YAMAGUCHI und SUZUKI (1961) und YAMAGUCHI, MATSHUSHIMA, FUJINO und NAGAI (1962) näher eingegangen. Die vorübergehende Unterbrechung zwischen Erregung und Kontraktion in hypertoner Glyzerinlösung wird als „glycerol effect" bezeichnet. Der Verlust der Kontraktilität bei einem Muskel in normaler Ringerlösung nach Entzug von Glyzerin wird „glycerol removal effect" genannt. Nach HOWELL (1969) ist dieses Phänomen jedoch nicht allein für Glyzerin spezifisch. Es tritt auch bei anderen Mitteln auf, welche die Zellmembran langsam durchwandern. Es ist unvollständig bei Stoffen mit hoher Penetrationsgeschwindigkeit. Es tritt nicht auf bei Agentien, die nicht durch die Zellmembran penetrieren. Zahlreiche Methoden werden angewandt, um die Mechanismen von Glyzerineffekt und Glyzerinentzugseffekt zu erforschen. Elektronenmikroskopische Bilder zeigen während Glyzerininkubation offensichtlich keine Schädigung. Nach Glyzerinentzug werden geschwollene, vakuolisierte und geborstene Mitochondrien vergesellschaftet mit einem geschwollenen oder fragmentierten Sarkotubulärsystem und dislozierte Parallelsarkomeren gefunden (PORTER-SANDERS, HOLLAND und WASSERMANN, 1969). Elektrische Messungen ergeben eine normale Erregbarkeit der Zellmembran in hypertoner Glyzerin-Ringer-Lösung, obwohl sich die Muskelfasern nicht kontrahieren (YAMAGUCHI, MATSUSHIMA, FUJINO und NAGAI, 1962). Während Glyzerinentzug dagegen wird ein Abfall des Ruhepotentials beobachtet (KUTSCHA, PAUSCHINGER und BRECHT, 1963; KROLENKO und ADAMJAN, 1967). Verlangsamter Anstieg, erniedrigte Amplitude und verzögerter Ablauf des Aktionspotentials begleiten ferner die Abnahme der Kontraktionsspannung (DUCLES und JENSEN, 1970). Pharmakologische Studien stellen für beide Phasen, Glyzerininkubation und -entzug, den Einfluß von Ionenbewegungen und die bedeutende Rolle des Kalziums heraus. Mechanogramme zeigen, daß der Einfluß eines kalziumarmen Milieus einen exponentiellen Abfall der Kontraktionsspannung verursacht. Dieser Abfall erfolgt schneller nach Vorbehandlung mit Strophanthin-g (HOLLAND und PORTER, 1969). Direkte Analysen des Kalziumgehaltes im Gewebe ergeben eine geringe Abnahme schon während der Inkubation mit Glyzerin. Eine stärkere Kalziumabnahme wird nach Glyzerinentzug gefunden (PORTER-SANDERS, HOLLAND und WASSERMANN, 1969).

II. Material und Methoden

Linke Vorhöfe von Kaninchen (1–2 kg Körpergewicht, beiderlei Geschlechts) werden innerhalb von 2 min präpariert und auf Platin-Iridium-Elektroden befestigt. Ein Laboratoriumsschrittmacher übernimmt die Stimulation mit konstanten Rechteckimpulsen von 20 V. Die Frequenz wird auf 120 Schläge pro min eingestellt.

60 min lang werden die Vorhöfe in ein Gewebebad getaucht, welches 200 ml sauerstoffangereicherte Ringer-Locke-Lösung folgender Zusammensetzung enthält: NaCl 154 mM, KCl 1,35 mM, $CaCl_2$ 2,40 mM, N-Tris (hydroxymethyl) methyl-2-aminoäthan-sulfonsäure (TES) 0,20 mM, Dextrose 11,0 mM. Der pH-Wert ist mit NaOH auf 7,4 eingestellt. Die Temperatur wird bei 30° C konstant gehalten. Arrhythmien werden durch Kälteschock rhythmisiert (vorübergehende Temperaturverminderung auf 25° C).

Nach Äquilibrierung werden die Vorhöfe in Glyzerin-Ringer-Lösung inkubiert. Die Inkubationszeiten wechseln zwischen 2 und 120 min, die Glyzerinkonzentrationen zwischen 200 und 1000 mM. Daran anschließend erfolgt die Glyzerinextraktion nach momentanem Wechsel in frische Ringerlösung für eine Stunde.

Die mechanischen Reaktionen des Gewebes werden in elektrische Signale umgewandelt und von einem Recorder ausgeschrieben. Die Kontraktionshöhe des Gewebes wird auf ihr Maximum eingestellt, indem individuell verschiedener äußerer Zug angelegt wird. Andererseits wird die Schreibbreite der Amplitude elektrisch auf 25 mm justiert. Die Höhe der Reaktionsamplituden des äquilibrierten Gewebes wird als Standardhöhe benutzt, später auftretende Amplitudenänderungen werden zu dieser Standardhöhe korreliert.

Einmal werden bei gleichbleibenden Bedingungen die Glyzerinkonzentrationen durch Harnstoffkonzentrationen ersetzt. Die Inkubationszeiten variieren zwischen 2 und 60 min, die Inkubationskonzentrationen zwischen 100 und 1000 mM Harnstoff.

Zum anderen kommen bei zahlreichen Glyzerinkonzentrationen zwischen 200 und 1000 mM unterschiedliche Reizzeiten des elektrischen Stimulus zur Anwendung (1 msec, 2 msec und 10 msec), die während Inkubation und Extraktion beibehalten werden.

Zusätzlich werden während Glyzerinextraktion in simultan gereizten Vorhöfen aufeinander folgende Experimente ausgeführt, bei denen die Spannung des elektrischen Stimulus nach konstanten Intervallen für je 5 sec jede Minute von 20 auf 50 V erhöht wird. Dazu werden die Vorhöfe mit 500 mM Glyzerin für 60 min, 700 mM für 60 min und 1000 mM für 90 min vorbehandelt. Die Reizzeit wird bei 1 msec gehalten, später auf 10 msec verlängert.

In verschiedenen Phasen der Experimente werden die Kalziumkonzentrationen der Ringerlösung durch Zusatz von $CaCl_2$ zum Gewebebad verändert. Während Inkubation und Extraktion werden die Konzentrationen im Gewebebad auf das 3- und 5fache der normalen Ringerlösung erhöht.

In anderen Experimenten wird während Extraktion Lanthan in unterschiedlicher Konzentration zugesetzt. Dabei werden zwei verschiedene Konzentrationen (0,1 mM und 1,0 mM $LaCl_3$) am Beginn der Extraktionsperiode dem Gewebebad hinzugefügt.

Ferner wird in fortlaufenden Experimenten das Grundverhalten der Reaktionsamplituden studiert. Unter konstanten Bedingungen (Inkubationszeit 60 min, Inkubationskonzentration 400 mM Glyzerin, Reizzeit 2 msec, Spannung 20 V) werden die Versuche 15mal wiederholt. Die Amplitudenveränderungen werden während Inkubation und Extraktion statistisch erfaßt. Schließlich werden die Einflüsse von Kalzium in höheren Konzentrationen (14,4 mM/26,4 mM) und der elektrischen Spannung (50 V) auf die Kontraktionsamplitude nach dem 15. Experiment getestet.

Insgesamt kommen die Ergebnisse von 2400 Einzelexperimenten zur Auswertung.

III. Die Kontraktionsamplitude als Reaktionsparameter während Inkubation und Extraktion

Zum quantitativen Vergleich hochempfindlicher Reaktionssysteme mit individuellem Charakter ist eine systematische Äquilibrierung des Gewebes erforderlich. Dabei soll ein Angleich an konstante Bedingungen erzielt werden, ohne daß ein Verlust an Reaktionspotential auftritt. Den absolut konstanten Parametern müssen daher individuell variable Vergleichsgrößen zugeordnet werden.

Die Präparation wird schnell (<2 min) in temperierter und sauerstoffangereicherter Ringerlösung durchgeführt. Eine geregelte Stimulation des Gewebes fehlt während dieser Zeit. Daran schließt sich die Äquilibration im Gewebebad von gleicher Zusammensetzung, bei konstantem Volumen, Temperatur, Sauerstoffversorgung und pH-Wert an. Bei gleichbleibender Frequenz, Spannung und Reizzeit des elektrischen Stimulus wird unter individueller Belastung die Maximalamplitude eingestellt und ihr Verlauf über 60 min beobachtet. Diese Zeit wird gewählt, um auch langsame Anpassungsvorgänge des Gewebes zu erfassen. Die Ausschlagshöhe nach einer Stunde gilt als Kontrolle (100%). An ihr werden alle folgenden Veränderungen gemessen, die im Laufe des Versuchs auftreten.

An die Äquilibration schließt sich die Inkubation an. Ohne die vorher eingestellten Parameter zu ändern, wird das Gewebe durch momentanen Wechsel einer bestimmten Glyzerinkonzentration in Ringerlösung ausgesetzt. Der Amplitudenverlauf zeigt einen raschen Abfall bis zu einem Tiefpunkt, der von einem langsamen Wiederanstieg gefolgt ist (Glyzerineffekt). Im gesamten erfolgt eine Neueinstellung der Kontraktionsspannung auf einen niedrigeren Wert.

Nach momentanem Entzug der Glyzerinlösung steigt die Kontraktionshöhe kurzfristig an, um dann aber wieder abzufallen (Glyzerinentzugseffekt). Im Anschluß an eine Depression erholt sie sich und nähert sich schließlich der Höhe nach

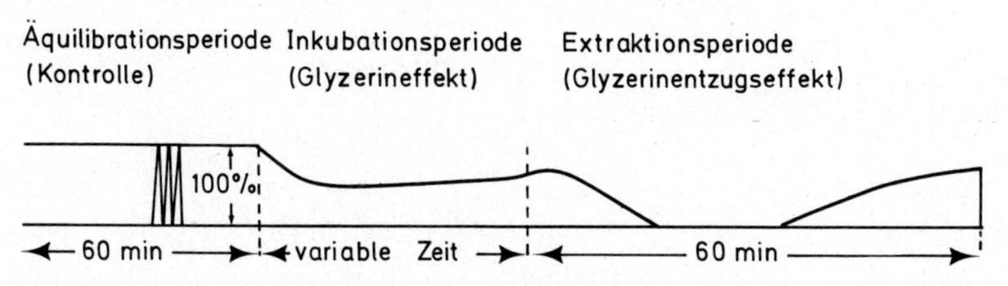

Abb. 1. Effekt von Glyzerin am kontraktilen Verhalten der Vorhofmuskulatur bei Kaninchen (während Inkubation und Extraktion).

Äquilibration. In Abb. 1 ist eine typische Reaktionssequenz von Kaninchenvorhöfen schematisch wiedergegeben, die in Glyzerin inkubiert und dann in normaler Ringer-Locke-Lösung wieder ausgewaschen werden (s. Abb. 1).

In der Phase der Äquilibration/Reäquilibration treten relativ häufig Arrhythmien auf. Während der Äquilibration (z. B. am Anfang der Äquilibrationsperiode) ist in der Regel durch Kälteschock die Anpassung des Gewebes an den Pacemaker-Rhythmus wieder zu erreichen. Am Ende der Äquilibrationsperiode kann der gleiche Effekt durch nachfolgende Inkubation des Gewebes in Glyzerin erzielt werden. In den Stadien der Amplitudenveränderungen während Inkubation und Extraktion sind Arrhythmien ebenfalls zu beobachten, und zwar häufiger in den Abschnitten des Amplitudenrückgangs als in denen des Wiederanstiegs. Zusammen mit den Amplitudenveränderungen deuten sie auf Änderungen der dem Gesamtsystem zugrundeliegenden Verhältnisse hin.

Da Extraktion nicht ohne vorherige Inkubation denkbar ist, müssen während der Inkubation die Voraussetzungen für die Vorgänge geschaffen werden, die bei Entzug von Glyzerin zu dem typischen Kurvenverlauf führen. Dabei ist die Entkoppelung der mechanischen Aktivität vom elektrischen Reiz besonders eindrucksvoll. Um Abhängigkeiten dieses Effektes von der Vorbehandlung zu studieren, scheint es notwendig, die Inkubationsperiode genauer zu betrachten. Die folgenden Untersuchungen gelten deshalb der Aufklärung von gesetzmäßigem Verhalten der Reaktionsamplitude, sowohl während Inkubation als auch während Extraktion.

Zweites Kapitel: Inkubation

I. Amplitudenveränderungen während der Inkubation mit Glyzerin

A. Aspekte und Definitionen

Mittelwertskurven nach verschiedenen Inkubationszeiten und konstanten Glyzerinkonzentrationen zeigen einen Rückgang auf eine neue, geringere Amplitudenhöhe. Während des Verlaufes dieser Änderung werden mehrere unterschiedliche Phasen festgestellt. Einem schnellen Abfall zu einem Minimum folgt ein langsamer Wiederanstieg zu einer neuen Höhe. Während der Phase des schnellen Rückganges induziert eine früh einsetzende Gegenreaktion eine positive Abweichung des Kurses. Nach dem Wiederanstieg senkt sich der Kurs der Amplitude langsam wieder auf das zuerst erreichte niedrige Niveau ab, so daß im ganzen das Bild einer gedämpften Welle entsteht.

Zwischen 10 und 120 sec tritt ein relativ geringes Maximum der Abweichung auf. In verschiedenen Glyzerinkonzentrationen scheint der absolute Wert dieser frühen Kursabweichung konstant zu sein. Seine Position ändert sich jedoch mit dem Abfall der jeweiligen Kurve (s. Abb. 2).

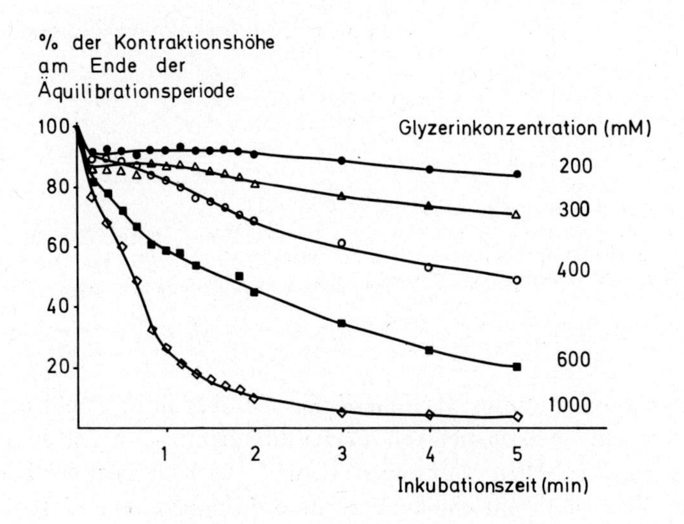

Abb. 2. Initiale Reaktion des Gewebes auf Glyzerin.

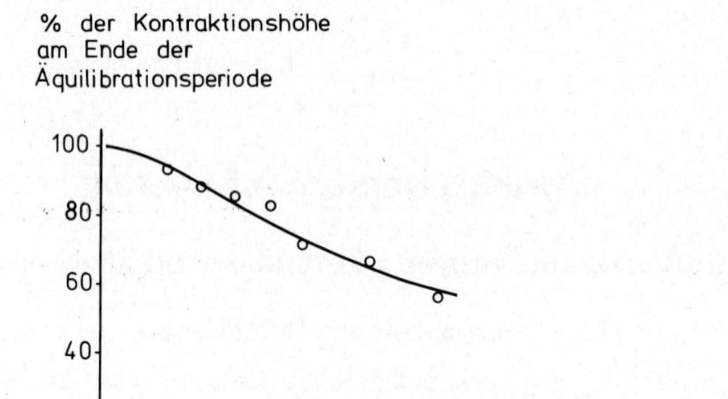

Abb. 3. Verhalten der Höhe des initialen Maximums.

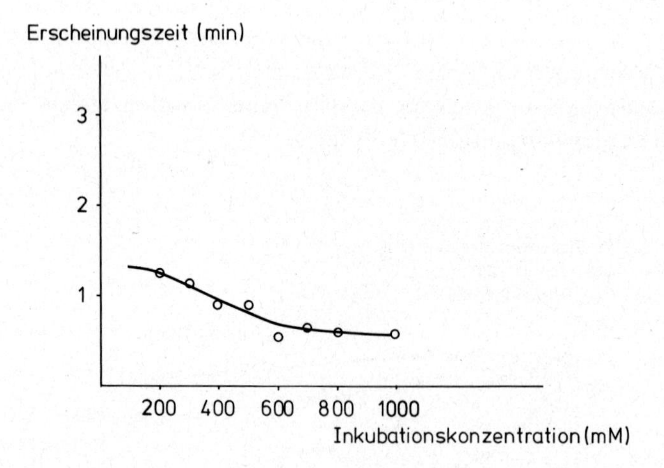

Abb. 4. Verhalten der Erscheinungszeit des initialen Maximums.

Setzt man die Höhe dieses Maximums, ausgedrückt in Prozent der Amplitude nach Äquilibration, in Abhängigkeit zu der Inkubationskonzentration (mM), so erhält man einen typischen S-förmigen Verlauf, der sich asymptotisch bei Konzentrationen über 1000 mM einem Wert um 50% nähert. Die Ursprungshöhe ist bei einer Konzentration von 0 mM bei 100% (s. Abb. 3).

Auch die Erscheinungszeit* dieses Maximums zeigt mit steigender Konzentration eine Abnahme, die wahrscheinlich auf einem S-förmigen Kurs verläuft. In Richtung höherer Konzentrationen nähert sie sich einem Wert um 30 sec (s. Abb. 4).

Da die Höhe des frühen Maximums mit steigender Konzentration gesetzmäßig abnimmt, liegt die Vermutung nahe, daß sich der gesamte Kurvenverlauf in Abhängigkeit von der Konzentration verändert.

B. Inkubationskonzentration und Kontraktilität

Abb. 5 zeigt den Kurs der Kontraktionsamplituden bei verschiedenen Glyzerinkonzentrationen zwischen 200 und 1000 mM als Mittelwertskurven über eine Zeit von 60 min. Die Steilheit des Abfalles, der Wert und die Erscheinungszeit des Minimums und das Niveau der neuen Höhe ändern sich. Die Abnahme wird mit steigender Konzentration geringer. Jede Kurve zeigt nach dem Minimum einen deutlichen und vergleichbaren Wiederanstieg (s. Abb. 5).

Setzt man die Höhe des Kurvenminimums, ausgedrückt in Prozent der Amplitudenhöhe nach Äquilibration, in Relation zu der Inkubationskonzentration, so erhält man einen typisch S-förmigen Verlauf des Rückganges, der sich asymptotisch

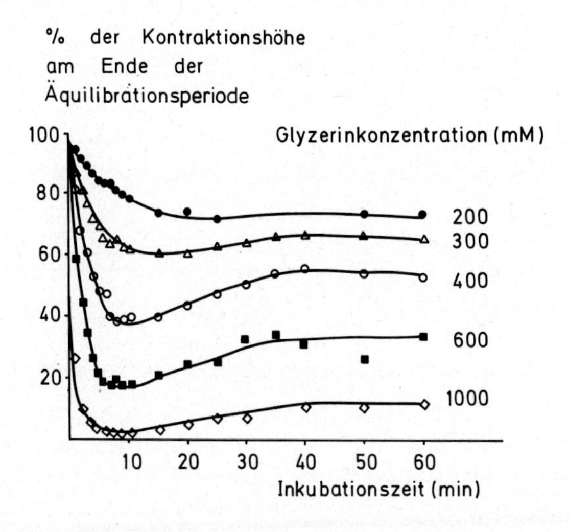

Abb. 5. Kontraktiles Verhalten des Gewebes bei verschiedenen Glyzerinkonzentrationen.

---

* Erscheinungszeit = zeitlicher Eintritt einer bestimmten Reaktion des Gewebes in Abhängigkeit von der Wirkungsdauer (Inkubationszeit) eines Agens.

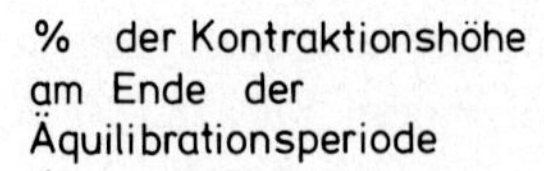

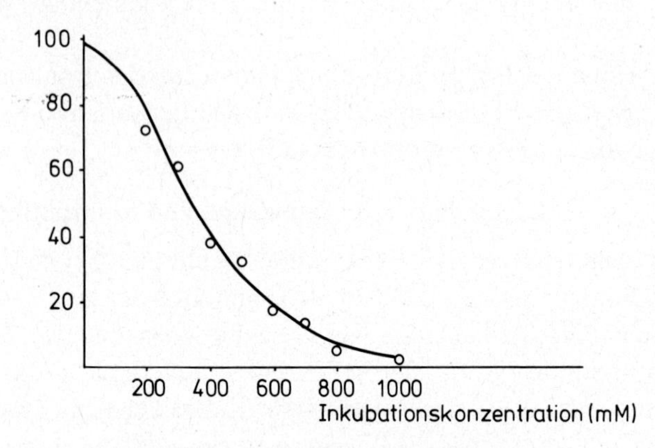

Abb. 6. Verhalten der Höhe des Kurvenminimums.

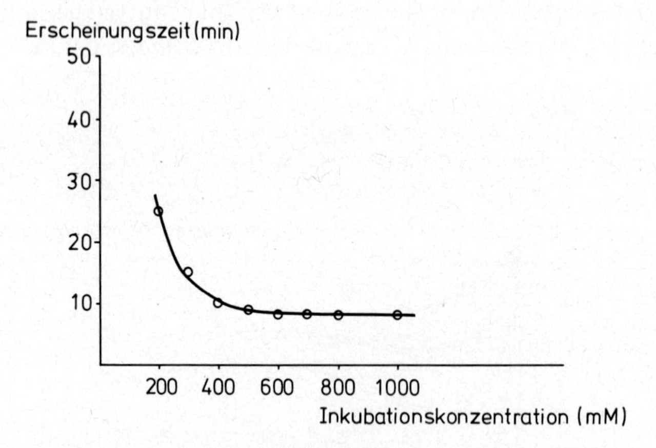

Abb. 7. Verhalten der Erscheinungszeit des Kurvenminimums.

der Nullinie nähert. Mit Konzentrationen bis 1000 mM wird praktisch der Abfall zum tiefsten Punkt über die gesamte Amplitudenhöhe verfolgt (s. Abb. 6).

C. Inkubationszeit und Kontraktilität

Auch die Erscheinungszeit des Minimums nimmt mit steigender Konzentration ab. Ihr Kurs zeigt einen parabolischen Verlauf. In Richtung höherer Konzentrationen nähert er sich asymptotisch einem Wert zwischen 7–8 min. Bei der Konzen-

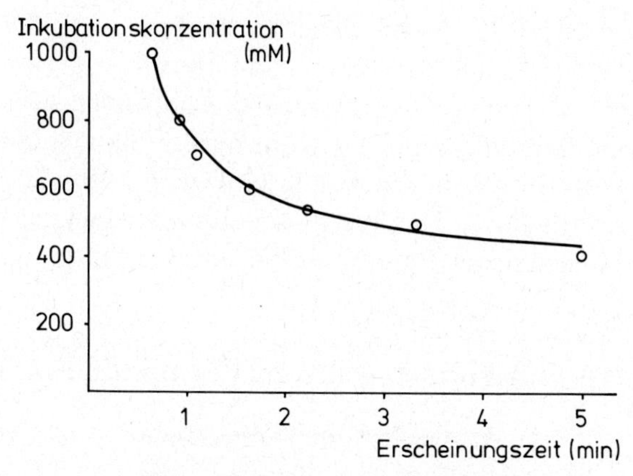

Abb. 8. Verhalten der 50%-Werte.

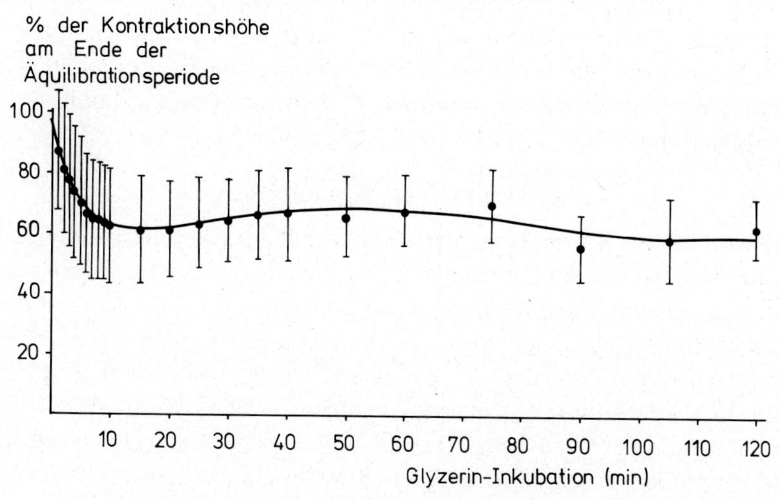

Abb. 9. Kontraktiles Verhalten des Gewebes bei langen Inkubationszeiten.

tration von 100 mM ist er in der gewählten Zeit von 60 min nicht wahrnehmbar (s. Abb. 7).

Punkte mit einer Amplitudenhöhe von 50% der Höhe nach Äquilibration wechseln in Abhängigkeit von Konzentration und Erscheinungszeit auf einem hyperbolischen Kurs. Die Grenzkonzentration, bei der ein Abfall zu 50% gerade noch erreicht wird, liegt zwischen 300 und 400 mM. Die kürzeste Zeit, die bei einem Kurs von 1000 mM zur Erreichung der Höhe von 50% gemessen werden, liegt um 30 sec (s. Abb. 8).

Aufzeichnungen des Amplitudenkurses über 120 min während Inkubation zeigen, daß der Wiederanstieg von einer erneuten Abnahme der Amplitude gefolgt wird. Es ergibt sich das Bild einer gedämpften Wellenbewegung. Die Amplitude „pendelt“ sich auf einen neuen Wert ein (s. Abb. 9).

Im Vergleich zu der frühen Gegenbewegung zeigt dieser Ablauf einen ausgesprochen langsamen Phasenwechsel. Die berechneten Standardabweichungen der einzelnen Mittelwerte liegen in einem für biologische Vorgänge annehmbaren Bereich zwischen ±10–20%. Die Werte von Einzelmessungen bei bestimmten Konzentrationen können in den Bereich der Nachbarkonzentration fallen.

II. Amplitudenveränderungen während der Inkubation mit Harnstoff

A. Aspekte und Definitionen

Nach Angaben in der Literatur kommt Substanzen, die die Zellen langsam penetrieren, ein ähnlicher Entzugseffekt zu wie Glyzerin. Unter ihnen ist Harnstoff nicht ohne klinische Bedeutung. Er wird deshalb als Vergleichsagens herangezogen. Messungen mit unterschiedlichen Harnstoffkonzentrationen während Inkubation zeigen ein qualitativ ähnliches Verhalten der Kontraktionsamplitude. Dieselben charakteristischen Zeichen und Abhängigkeiten werden gefunden.

B. Qualitativer Vergleich mit Glyzerin

Folgt man im einzelnen dem Verlauf der Kontraktionsamplituden bei vergleichbaren Harnstoff- und Glyzerinkonzentrationen, so ergeben sich Unterschiede bei den einzelnen Parametern. Während Inkubation mit Harnstoff ist die Steilheit des Abfalles geringer, der Wert des Minimums größer und die Erscheinungszeit kürzer. Der Wiederanstieg der Amplitude erfolgt in kürzerer Zeit bei einer kleineren Höhendifferenz als während Inkubation mit Glyzerin. Die frühe Abweichung scheint gleich zu sein. Das langsame wellenförmige Einpendeln der Reaktionsamplitude um eine neue Höhe ist weniger eindrucksvoll (s. Abb. 10).

C. Quantitativer Vergleich mit Glyzerin

Die Position der Punkte mit einer Amplitudenhöhe von 50% ändert sich in Abhängigkeit von Konzentration und Erscheinungszeit auf einem hyperbolischen Kurs. Im Vergleich zu dem Kurs, der sich nach Glyzerin ergibt, bestehen Unterschiede. In Richtung steigender Glyzerin- und Harnstoffkonzentrationen (800–1000 mM) nähern sich diese Kurven, in Richtung abnehmender Konzentrationen (500–300 mM) gehen die Kurven auseinander. Bei gleichen Konzentrationen ist die Erscheinungszeit des 50%-Wertes für Harnstoff länger als die für Glyzerin. Die höchste Konzentration, bei welcher der 50%-Wert im Abfall nicht erreicht wird, liegt für Glyzerin bei 300 mM und für Harnstoff etwas oberhalb von 400 mM (s. Abb. 11).

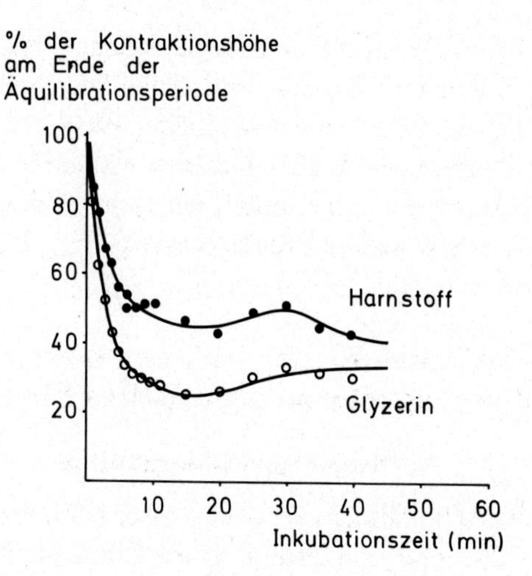

Abb. 10. Kontraktiles Verhalten des Gewebes bei gleichen Harnstoff- und Glyzerinkonzentrationen (500 mM).

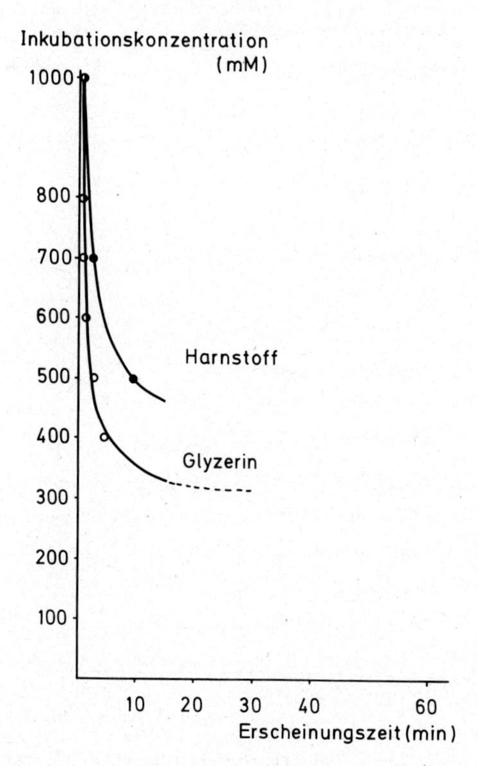

Abb. 11. Verhalten der 50%-Werte bei Harnstoff und Glyzerin (Reizzeit: 1 msec).

Die Tatsache, daß die Kurven dieser zwei Substanzen signifikante Unterschiede im Bereich niedriger Konzentrationen und einen gleichen Verlauf im Bereich höherer Konzentrationen zeigen, rührt möglicherweise von der qualitativ unterschiedlichen Aktionscharakteristik der einzelnen Moleküle her. Diese wird völlig überdeckt durch den gemeinsamen Einfluß, der sich bei der größeren Anzahl von Molekülen in den höheren Konzentrationen durchsetzt.

III. Amplitudenveränderungen während Glyzerininkubation in Abhängigkeit vom elektrischen Stimulus

A. Reizzeit und Kontraktilität

Da angenommen werden kann, daß der elektrische Stimulus spezifisch in andere Prozesse eingreift, sollte eine Änderung seiner Charakteristik notwendigerweise zu Änderungen in der Reaktion des Gewebes führen. Vergleichbare Messungen

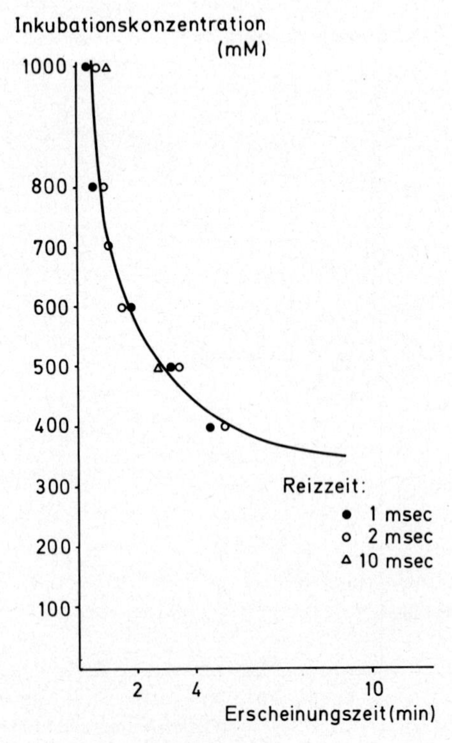

Abb. 12. Verhalten der 50%-Werte bei verschiedenen Reizzeiten in unterschiedlichen Glyzerinkonzentrationen.

während Inkubation bei unterschiedlichen Reizzeiten (1, 2 und 10 msec) zeigen ein qualitativ ähnliches Verhalten der Kontraktionsamplitude. Um quantitative Unterschiede zu erfassen, werden Mittelwertskurven rekonstruiert. Ihre Schnittpunkte während des raschen Abfalls mit dem Niveau von 50% werden in Abhängigkeit von Inkubationskonzentration und Inkubationszeit jeweils zu neuen Kurven zusammengesetzt. Diese zeigen hyperbolische Verläufe, die im Vergleich untereinander nur sehr geringe Unterschiede aufweisen. Es fällt im Gegenteil ihre Gleichartigkeit auf (s. Abb. 12).

B. Spannung und Kontraktilität

Eine momentane Änderung der Spannung von 20 auf 50 V in der Erholungsphase des Wiederanstieges gegen Ende der Inkubationsperiode über eine Zeit von 15 sec hat einen Rückgang der Höhe der Kontraktionsamplitude zur Folge. Dieser erfolgt kontinuierlich nach einer kurzen Verzögerung von 2 Schlägen. Nach ungefähr 15 sec wird ein neuer Gleichstand der Amplitude erreicht. Nach Rückschalten der Spannung steigt die Amplitude wieder kontinuierlich zur vorherigen Höhe an. Dieses Verhalten der Amplitude ist gleich mit dem, welches man bei gleicher Manipulation am Ende der Äquilibrationszeit erzielt.

IV. Amplitudenveränderungen während Glyzerininkubation in Abhängigkeit von Kalzium

A. Zusatz von Kalzium zu Beginn der Inkubation

Um den Einfluß von „activator calcium" (Holland und Porter, 1969) auf den Kurs der Amplitude während der Inkubation zu studieren, wird Kalzium dem Gewebebad hinzugefügt. Am Beginn der Inkubationsperiode wird die Kalziumkonzentration auf 3mal normal (7,2 mM $CaCl_2$) erhöht. Zum Vergleich der Kurse wird eine 600 mM Glyzerinlösung bei einer Reizzeit des elektrischen Stimulus von 1 msec und einer Spannung von 20 V gewählt. Eine Mittelwertskurve aus vier Einzelversuchen wird rekonstruiert und verglichen mit den Kurven jener Experimente, die ohne das zusätzliche Kalzium durchgeführt werden. Der Kurs der Kontraktionsamplitude wird über eine Periode von 120 min verfolgt.

Ganz am Anfang, nach 10 sec, steigt die Kurve zu einem frühen Maximum über das Niveau der Äquilibration an. Von dort fällt die Kurve zu einem Minimum ab, das früher und tiefer als im Verlauf der Vergleichskurve auftritt. Nach einer kurzen Zeit erfolgt ein Anstieg zu einer neuen Höhe, von der ein langsamer Abfall und eine Einstellung des Kurses auf ein Niveau erfolgt, das der Höhe des ersten Minimums entspricht. Die neue Kurve kreuzt die Vergleichskurve 3mal und erreicht ein signifikant niedrigeres Niveau (s. Abb. 13 und 14).

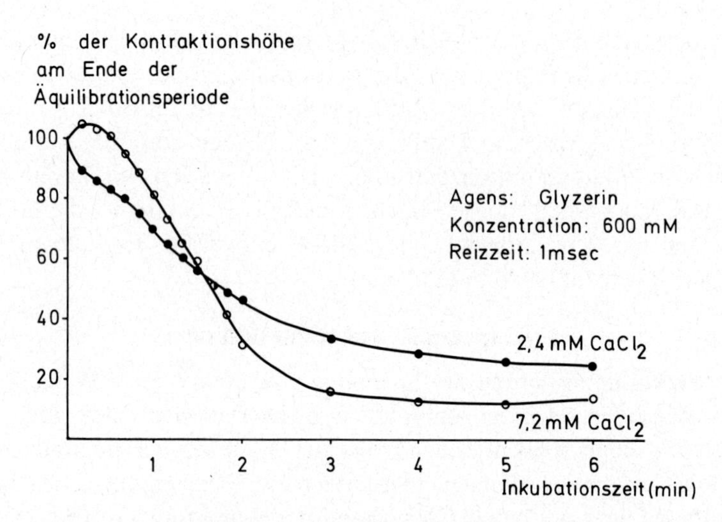

Abb. 13. Initiale Reaktionen des Gewebes bei verschiedenen Kalziumkonzentrationen.

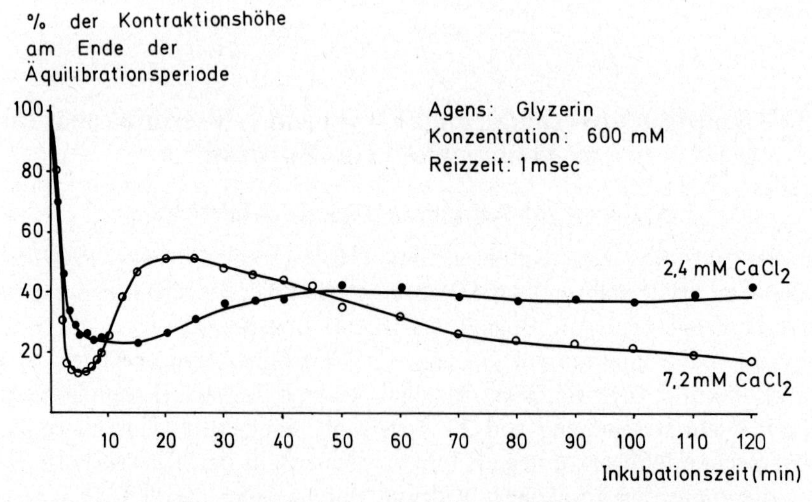

Abb. 14. Kontraktiles Verhalten des Gewebes bei verschiedenen Kalziumkonzentrationen.

B. Zusatz von Kalzium 10 min nach Inkubationsbeginn

Erhöht man die Kalziumkonzentration im Gewebebad 10 min nach Beginn der Inkubationsperiode, während der tiefsten Depression, so kann man einen sofortigen Anstieg der Amplitude zu einem kurz anhaltenden Maximum beobachten. Von da aus fällt der Kurs stetig zu einem tieferen Niveau als dem der Vergleichs-

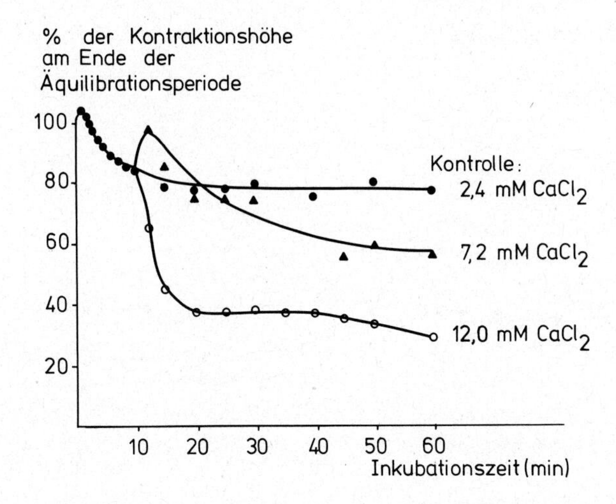

Abb. 15. Kontraktiles Verhalten des Gewebes bei Zusatz von Kalzium nach 10 min in verschiedenen Konzentrationen (Agens: Glyzerin, Konzentration: 200 mM, Reizzeit: 1 msec).

kurve ab. Dieses Verhalten ist in verschiedenen Glyzerinkonzentrationen gleich (200–600 mM). Die absolute Amplitudenhöhe ist jedoch in Abhängigkeit von der Glyzerinkonzentration unterschiedlich. Bei einer Konzentration von 200 mM führt die Zugabe einer größeren Kalziummenge (Endkonzentration 5mal normal = 12 mM $CaCl_2$) zu einem geringeren Amplitudenwert als die Zugabe einer geringeren Kalziummenge (Endkonzentration 3mal normal = 7,2 mM $CaCl_2$). Bei der 600-mM-Glyzerin-Ringer-Lösung fällt der Kurs der Amplitude nach Zugaben verschieden großer Kalziummengen gleich aus (s. Abb. 15 und 16).

C. Zusatz von Kalzium 40 min nach Inkubationsbeginn

Erhöht man die Kalziumkonzentration in der Phase des Wiederanstieges der Amplitude nach 40 min Inkubation in 600-mM-Glyzerin-Ringer-Lösung auf 3mal normal (7,2 mM $CaCl_2$), so kann man ein ähnliches Verhalten der Kurven wie in den vorangegangenen Experimenten feststellen. Ein Anstieg zu einem kleinen Maximum wird von einem Abfall zu einem tieferen Niveau als dem der Vergleichskurve gefolgt. Die Amplitudenhöhe bei 120 min entspricht denen, welche sich nach Kalziumzusatz zu Beginn und nach 10 min Inkubationszeit einstellen (s. Abb. 16).

Die Glyzerinkonzentrationen üben einen osmotischen Einfluß auf das Gewebe und somit auch auf seine Ionenkonzentration aus. Wird bei niedrigen Glyzerinkonzentrationen mit geringem osmotischen Einfluß Kalzium zugesetzt, so hängt die Amplitudenveränderung direkt von der Menge des zugesetzten Kalziums ab. Wird bei hohen Glyzerinkonzentrationen mit starkem osmotischen Einfluß

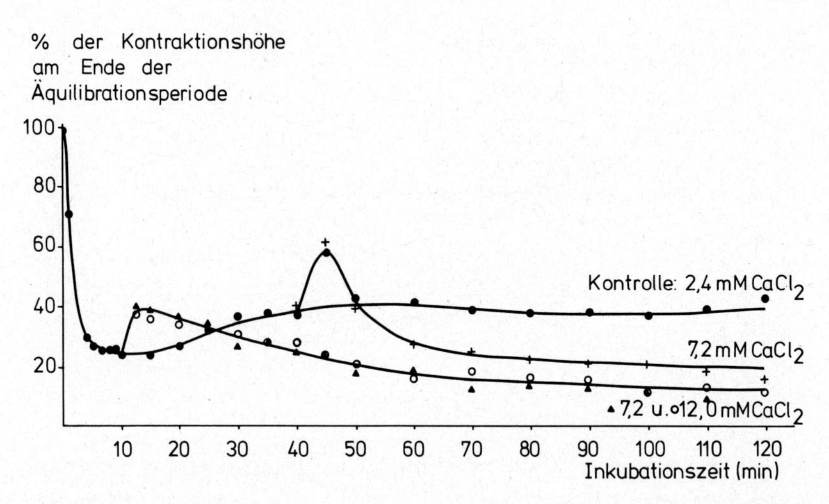

Abb. 16. Kontraktiles Verhalten des Gewebes bei Zusatz von Kalzium in verschiedenen Konzentrationen nach 10 min sowie nach 40 min (Glyzerinkonzentration: 600 mM, Reizzeit: 1 msec).

Kalzium in unterschiedlicher Menge zugesetzt, so sind bei qualitativ gleichem Verhalten wie zuvor Unterschiede der Reaktion auf die zugesetzte Menge nicht mehr wahrnehmbar. Damit dominieren die osmotisch bedingten Veränderungen über die durch Kalziumzusatz geschaffenen. Das qualitativ gleiche Verhalten der Amplitude in unterschiedlichen Glyzerinkonzentrationen und die Abhängigkeit der Amplitude vom Kalziumzusatz bei niedrigen Glyzerinkonzentrationen legen darüber hinaus die Vermutung nahe, daß es sich bei den aktiv auf die Amplitude einflußnehmenden Gewebskonzentrationen ebenfalls um Kalziumionen handelt.

Drittes Kapitel: Extraktion

I. Amplitudenveränderungen während Extraktion von Glyzerin

A. Aspekte und Definitionen

Nach Rückführung des Gewebes aus speziellen hypertonischen Lösungen in Ringerlösung variiert die Kontraktionsamplitude abermals. Die Rekonstruktion des Kurvenverlaufs anhand von Mittelwertskurven zeigt während der ersten Stunde der Reaktionsperiode bei konstanter elektrischer Stimulation unterschiedliche Charakteristika. Diese Periode kann in eine Phase der Depression und eine Phase der Restauration geteilt werden. Die Phase der Depression beginnt nach einer Periode, in welcher die Reaktionsamplitude entweder auf dem Wert der Inkubationshöhe bleibt oder kurzfristig zu einem höheren Wert wechselt. Von hier aus findet ein Rückgang der Amplitudenhöhe zu einem Minimum statt, oder es stellt sich ein totaler Kontraktionsverlust ein. Wenn die Amplitudenhöhe nicht auf Null zurückgeht, folgt dem niedrigsten Punkt ein leichter Anstieg über einen relativ langen Zeitabschnitt. Im anderen Falle wird keine Kontraktion während der vergleichbaren Zeit beobachtet. Die Phase der Restauration beginnt entweder mit einem schnellen oder plötzlichen Anstieg zu einer neuen Höhe, bei der dann die Amplitude relativ konstant bleibt.

Der geringe Anstieg während der Depression scheint eine Neueinstellung der Amplitude um einen neuen Wert zu bedeuten, der dem langsamen Anstieg der Amplitude nach dem Minimum während der Inkubation entspricht. Die Unterschiede im Verhalten der Amplitude während der Depression können als unterschiedliche Erscheinungsformen des Entzugseffektes an der Grenze der Erregbarkeit aufgefaßt werden. Das würde bedeuten, daß die Reaktion des zugrundeliegenden Systems nicht durch das Niveau der sichtbaren Amplitude begrenzt ist. Sie läßt sich vielmehr auch unterhalb dieses Niveaus verändern. Daraus folgt:

1. Höhenmessungen der Amplitude während tiefer Depressionen müssen notwendigerweise bei der Amplitude von Null gleich werden.
2. Die genaue Bestimmung der Erscheinungszeit des Entzugseffektes, die nur möglich ist im schmalen Bereich der sichtbaren Amplitude, ist schwierig.

B. Inkubationskonzentration und Kontraktilität

Vergleicht man Mittelwertskurven der Extraktionsperiode nach Vorbehandlung mit unterschiedlichen Glyzerinkonzentrationen aber gleichen Inkubationszeiten,

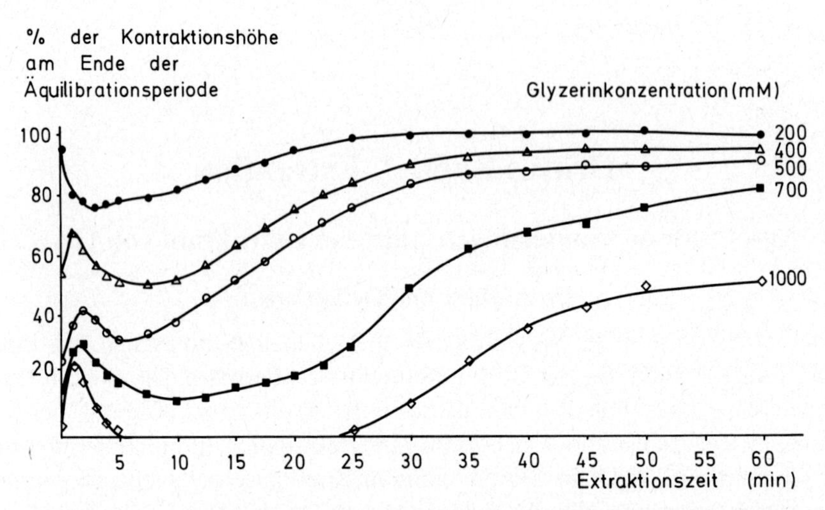

Abb. 17. Kontraktiles Verhalten des Gewebes nach Entzug von Glyzerin bei verschiedenen Glyzerinkonzentrationen (Inkubationszeit: 10 min).

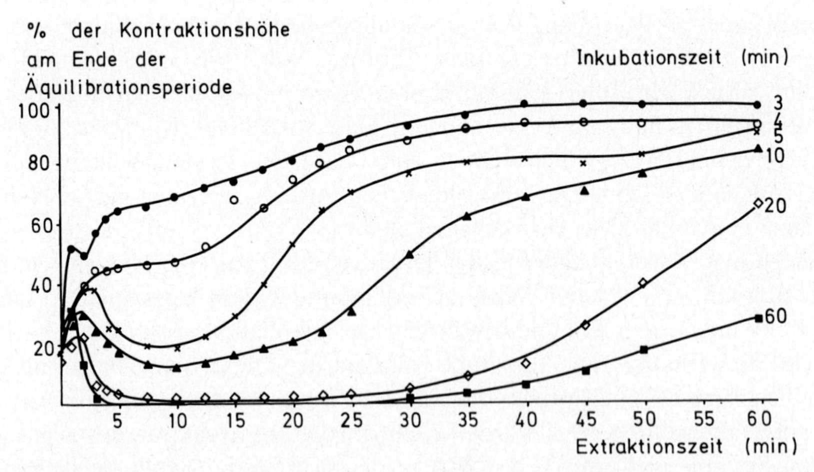

Abb. 18. Kontraktiles Verhalten des Gewebes nach Entzug von Glyzerin bei verschiedenen Inkubationszeiten (Inkubationskonzentration: 700 mM).

so stellen sich qualitativ gleiche Aspekte der Kurven dar. Die Tendenz, quantitativ von der Inkubationskonzentration abzuhängen, wird sichtbar. Bei der niedrigsten Konzentration (200 mM) sieht man anfänglich einen schnellen Spannungsabfall zu einem Minimum und den Wiederanstieg bis zur Höhe nach Äquilibration. Bei den höheren Konzentrationen kommt ein steiler Anstieg gefolgt von einem Abfall zu einem Minimum zur Darstellung. Daran schließt sich ein langsamer Wiederanstieg an. Bei der höchsten Konzentration (1000 mM) ist ein ähnliches Bild zu sehen, mit der Ausnahme, daß die Kontraktionsspannung auf Null zurückgeht und ca. 20 min dabei verharrt, bevor es zum Wiederanstieg der Amplitude kommt (s. Abb. 17).

C. Inkubationszeit und Kontraktilität

Mittelwertskurven der Extraktionsperiode nach Vorbehandlung mit unterschiedlichen Inkubationszeiten aber gleichen Konzentrationen zeigen qualitativ gleiche Aspekte. Die Tendenz, von der Vorbehandlung abzuhängen, wird auch hier sichtbar. Am Anfang beobachtet man einen rapiden Druckanstieg nach allen Inkubationszeiten. Bei 3 min findet ein langsamer Anstieg zur Höhe nach Äquilibration statt. Mit länger werdender Inkubationszeit nimmt der Kontraktionsdruck weiter ab und eine langsamere Erholung der Amplitude unterhalb des Äquilibrationsniveaus kommt zur Darstellung. Bei der längsten Inkubationszeit (60 min) fällt der Kontraktionsdruck zu Null ab. Die Amplitude verharrt dabei ca. 25 min, um dann wieder graduell anzusteigen (s. Abb. 18).

D. Gesetzmäßige Beziehungen

Mittelwertskurven, die nach hohen Inkubationskonzentrationen und kurzen Inkubationszeiten rekonstruiert werden, unterscheiden sich in einem wesentlichen Punkt von den anderen. Nach einem schnellen Anstieg von der Höhe nach Inkubation wird kurzfristig entweder eine Phase mit konstanter Höhe oder sogar ein geringer Abfall der Amplitude zu einer anderen Höhe sichtbar. Es folgt hier während der Zeit der erwarteten Depression ein neuer Anstieg. Der Entzugseffekt, der sich durch eine Abflachung des Kurses während dieses Anstieges bemerkbar macht, liegt auf einem höheren Niveau als der Beginn und der frühe Reaktionsschritt der Kurve. Er korrespondiert nicht mit dem „tiefsten Punkt“ der Kurve innerhalb der Extraktionsperiode.

Wegen der Schwierigkeiten, die sich aus den oben angegebenen Gründen ergeben – Bestimmung von Höhen und Erscheinungszeiten in den Grenzbereichen sowohl flacher als auch tiefer Depressionen – werden die Kurven an charakteristischen Punkten verglichen. Relativ leicht auszumachen sind Beginn, frühes Maximum, Minimum während der Depression, die zwei Punkte, die eine schnelle Phase des Wiederanstieges begrenzen, sowie das Ende nach 60 min. Die Höhe des Beginnes, gleich mit der neuen Höhe, die sich während der Inkubationsperiode einstellt, ist abhängig von Inkubationszeit und -konzentration. Die Höhenwerte der anderen Punkte zeigen die gleiche Tendenz. Die Erscheinungszeiten dieser Punkte scheinen funktionell von den Inkubationskonzentrationen und Inkubationszeiten abzuhängen. Mit wachsender Erscheinungszeit wird die Abhängigkeit dieser Werte von der Inkubationszeit deutlicher. Die Kurse, auf denen sich die gewählten Punkte verändern, sind dieselben nach verschiedener Vorbehandlung. Während der Kurs der Erscheinungszeiten des frühen Maximums bei 90 sec konstant bleibt, steigt der Kurs der tiefsten Punkte während der Depression abhängig von der Inkubationszeit von 7 bis 12 min bei allen Konzentrationen an. Die Kurse der späteren Punkte zeigen signifikante Unterschiede nach verschiedenen Inkubationskonzentrationen. Danach ist anzunehmen, daß der Entzugseffekt ein spezielles Stadium im Verlauf der Kurve ist, die in Höhe und Erscheinungszeit wechselt, je nach Vorbehandlung mit unterschiedlichen Konzentrationen und Inkubationszeiten.

Um zu verifizieren, ob jeder Punkt der Reaktionskurve quantitativ von der Vorbehandlung abhängt, sollen verglichen werden:

1. Die Abhängigkeit eines Punktes in seinem Höhenwert bei konstanter Erscheinungszeit von Inkubationskonzentration und Inkubationszeit.
2. Die Abhängigkeit eines Punktes in seiner Erscheinungszeit bei konstanter Höhe von Inkubationskonzentration und Inkubationszeit.
3. Die Abhängigkeit des Inflektionspunktes (Wendepunktes) während des Wiederanstiegs als Punkt mit besonderer Charakteristik:
   a) in seiner Höhe bei konstanter Erscheinungszeit und
   b) in seiner Erscheinungszeit bei konstanter Höhe von Inkubationskonzentration und Inkubationszeit.

Im einzelnen folgt:

Zu 1. Für einen vertikalen Querschnitt wird die Erscheinungszeit von 60 min gewählt. Die Höhe in Prozent der Höhe nach Äquilibration wird einmal gegen die Inkubationszeit, zum anderen gegen die Inkubationskonzentration aufgetragen. Für jede Konzentration bei verschiedenen Inkubationszeiten und für jede Zeit bei verschiedenen Konzentrationen wird eine Kurve gezeichnet. Für jeden Punkt einer solchen Kurve werden mindestens 4 Experimente angesetzt. Die Schnittpunkte dieser Kurven mit dem Niveau von 50% werden verglichen. Die aus diesen Punkten zusammengesetzte Kurve zeigt in Abhängigkeit von Inkubationszeit und Konzentration eine funktionelle Charakteristik (s. Abb. 19).

Zu 2. Für einen horizontalen Querschnitt wird der Wiederanstieg zu 50% gewählt. Die Erscheinungszeit wird einmal gegen die Inkubationszeit, zum anderen gegen die Inkubationskonzentration aufgetragen. Für jede Konzentration nach verschiedenen Inkubationszeiten und für jede Zeit bei verschiedenen Konzentrationen wird eine Kurve gezeichnet. Auch hier werden für jeden Punkt einer solchen Kurve mindestens 4 Experimente durchgeführt. Die Inflektionspunkte dieser Kurven werden verglichen. Die aus diesen Punkten zusammengesetzte

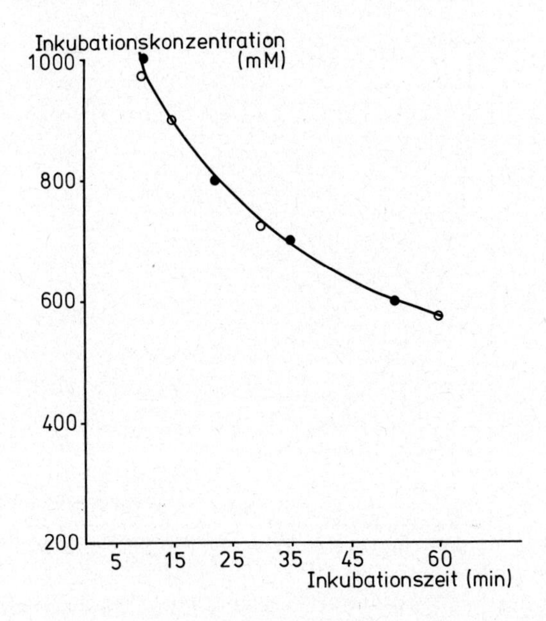

Abb. 19. Verhalten des 50%-Wertes der Höhen bei konstanter Erscheinungszeit (Extraktionszeit: 60 min, Reizzeit: 2 msec).

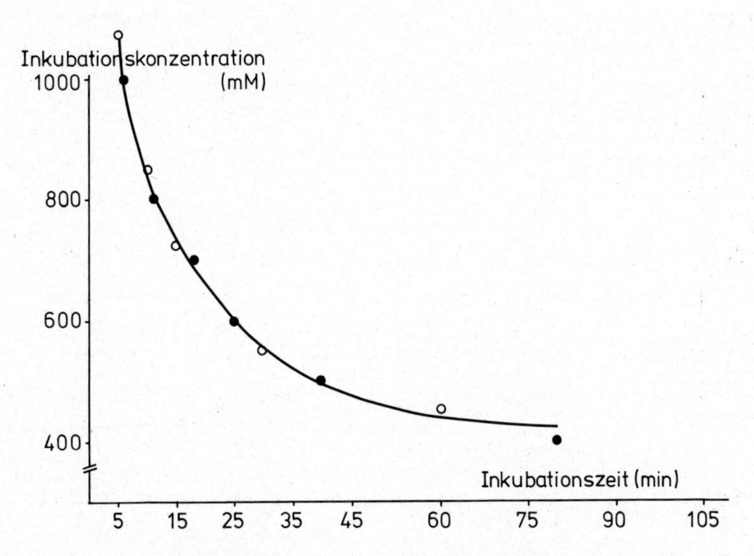

Abb. 20. Verhalten des Inflektionspunktes der Erscheinungszeiten bei konstanter Höhe (Wiederanstieg zu 50% der Höhe nach Äquilibration, Reizzeit: 2 msec).

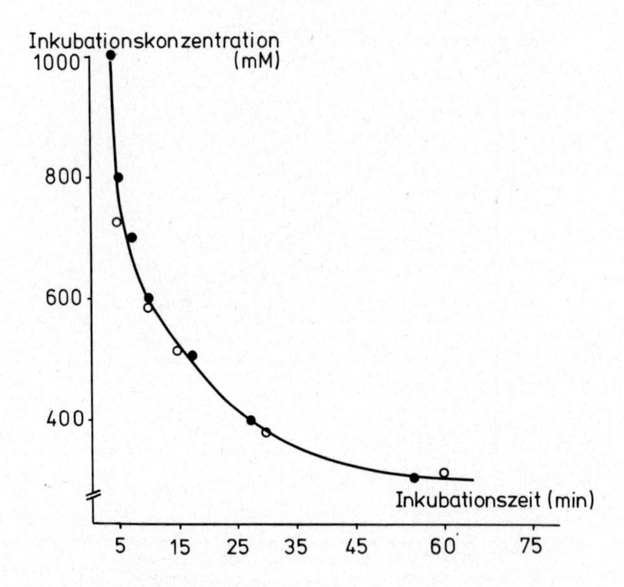

Abb. 21. Verhalten des 50%-Wertes der Höhen des Inflektionspunktes (Reizzeit: 2 msec).

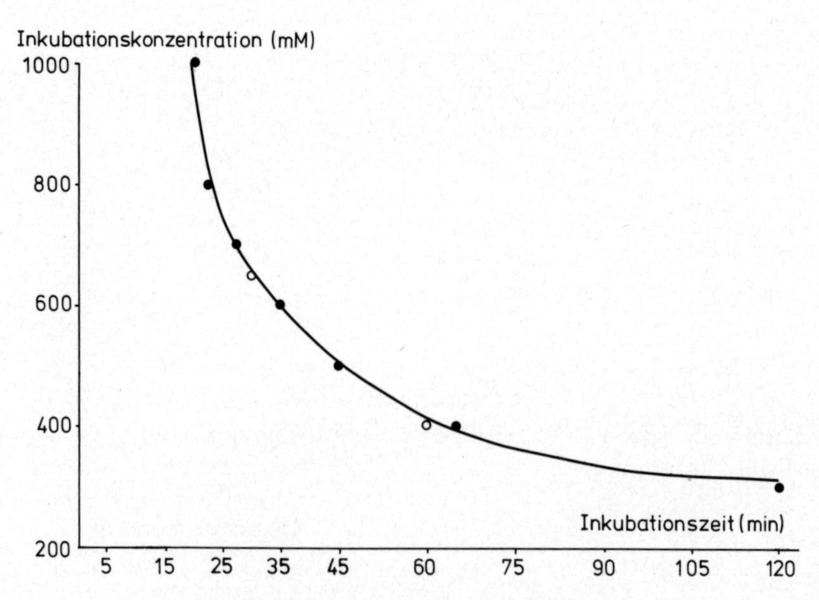

Abb. 22. Verhalten des Umschlagpunktes der Erscheinungszeiten des Inflektionspunktes (Reizzeit: 2 msec).

Kurve zeigt in Abhängigkeit von Inkubationszeit und Inkubationskonzentration einen funktionellen Zusammenhang (s. Abb. 20).

Zu 3a). Der Höhenwert des Inflektionspunktes während des Wiederanstieges der Reaktionskurve wird einmal gegen die Inkubationszeit, zum anderen gegen die Inkubationskonzentration aufgetragen. Für jede Konzentration nach verschiedenen Inkubationszeiten und für jede Zeit bei verschiedener Konzentration wird eine Kurve gezeichnet. Die Zahl der Einzelexperimente ist die gleiche wie zuvor. Die Schnittpunkte dieser Kurven mit dem Niveau von 50% werden verglichen. Die aus diesen Punkten zusammengesetzte Kurve zeigt in Abhängigkeit von Inkubationszeit und Konzentration einen funktionellen Zusammenhang (s. Abb. 21).

Zu 3b). Die Erscheinungszeit des Inflektionspunktes während der Phase des Wiederanstieges wird einmal gegen die Inkubationszeit, zum anderen gegen die Inkubationskonzentration aufgetragen. Für jede Konzentration nach verschiedenen Inkubationszeiten und für jede Zeit bei verschiedener Konzentration wird eine Kurve gezeichnet. Auch hier ist die Zahl der Einzelexperimente die gleiche wie zuvor. Die Inflektionspunkte dieser Kurven werden verglichen. Die aus diesen Punkten zusammengesetzte Kurve zeigt in Abhängigkeit von Inkubationszeit und Konzentration einen funktionellen Zusammenhang (s. Abb. 22).

E. Folgerungen für die Verlaufskurve des Amplitudenverhaltens

Von diesen Befunden wird abgeleitet:

1. Wenn die Höhe eines frei gewählten Punktes und des Inflektionspunktes während des Wiederanstieges der Reaktionskurve von der Inkubationszeit und Konzentration abhängen, dann hängen die Höhen aller Punkte in der Extraktionsperiode von der Inkubationszeit und Konzentration ab.
2. Wenn die Erscheinungszeit eines frei gewählten Punktes und des Inflektionspunktes während des Wiederanstieges der Reaktionskurve von der Inkubationszeit und Konzentration abhängen, so hängen die Erscheinungszeiten aller Punkte in der Extraktionsperiode von der Inkubationszeit und Konzentration ab.

Die Gültigkeit dieser Schlußfolgerungen wird für die Höhe der Kurve im Entzugseffekt überprüft. Nach verschiedenen Inkubationskonzentrationen und verschiedenen Inkubationszeiten werden die Schnittpunkte der Einzelkurven mit dem Niveau von 50% zu einer neuen Kurve zusammengestellt. Die funktionelle Charakteristik ihres Kurses in Abhängigkeit von Inkubationszeit und Konzentration ist signifikant (s. Abb. 23).

Die Abhängigkeit der Erscheinungszeit des Entzugseffektes von der Vorbehandlung ist aus folgenden Gründen schwer nachweisbar und kann deshalb nicht durchgeführt werden:

1. Die Erscheinungszeit des Effektes (7–11 min) ist, wie vorher erwähnt (Kap. 3., I., A. 2), im einzelnen schwer zu bestimmen.
2. Ihre relativ geringen absoluten Werte verändern sich innerhalb der normalen Abweichung, so daß spezifische Unterschiede nicht wahrnehmbar sind (s. auch Kap. 3., D.).

Vergleicht man die Kurven der Höhen- und Zeitwerte untereinander, die in Abhängigkeit von Inkubationskonzentration und Inkubationszeit gefunden werden, so stellen sich signifikante Unterschiede heraus. Die Kurven der Höhenwerte nähern sich einander in Richtung ansteigender Konzentrationen und entfernen sich voneinander in Richtung abfallender Konzentrationen. Die Kurven der Erscheinungszeiten nähern sich in Richtung ansteigender Inkubationszeiten und entfernen sich voneinander in Richtung abnehmender Zeiten. Sie alle haben einen hyperbolischen Verlauf gemeinsam.

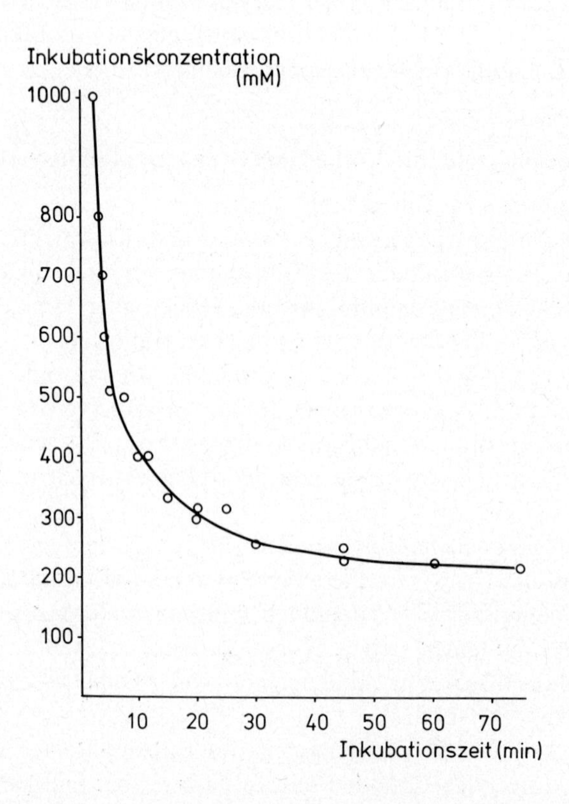

Abb. 23. Verhalten des 50%-Wertes der Höhen im Entzugseffekt (Reizzeit: 2 msec).

Die Unterschiede im Verhalten der Kurven der Höhenwerte können durch quantitativ unterschiedliche Einflüsse der verschiedenen Inkubationskonzentrationen erklärt werden. Im Bereich niedriger Konzentrationen werden durch die Depression die Meßpunkte des Effektes total, die Meßpunkte des Inflektionspunktes weniger und die des Endpunktes nach 60 min am wenigsten beeinflußt. Mit zunehmender Konzentration geraten auch die konstant gewählten Endpunkte nach einer Erscheinungszeit von 60 min immer mehr unter den Einfluß einer verlängerten Depression, welche die Unterschiede nivelliert.

Die Unterschiede im Verhalten der Kurven der Erscheinungszeiten können durch quantitativ unterschiedliche Einflüsse der verschiedenen Inkubationszeiten erklärt werden. Während die Meßwerte des Inflektionspunktes immer durch die Depression beeinflußt werden, werden die Schnittpunkte der Reaktionskurve mit dem Niveau von 50% Höhe entweder nicht erreicht oder bei kurzen Inkubationszeiten nur wenig von der Depression beeinflußt. Mit zunehmender Inkubationszeit geraten auch die konstant gewählten Meßpunkte bei einer Höhe von 50% immer mehr unter den Einfluß einer vertieften Depression, welche die Unterschiede nivelliert.

Die Unterschiede zwischen den Kurven der Höhen und denen der Erscheinungszeiten werden durch die qualitativ unterschiedlichen Einflüsse von Inkubationskonzentration und Inkubationszeit begründet.

II. Amplitudenveränderungen während der Extraktion von Harnstoff

A. Aspekte und Definitionen

Um die Einflüsse verschiedener Substanzen auf den Entzugseffekt zu vergleichen, werden Experimente durchgeführt, bei denen die Vorbehandlung mit Harnstoff erfolgt. Unter konstanten Bedingungen werden die Extraktionsperioden nach verschiedenen Inkubationskonzentrationen und verschiedenen Zeiten gemessen. Mittelwertskurven werden rekonstruiert und verglichen. Sie zeigen qualitativ das gleiche Verhalten wie jene nach Entzug von Glyzerin.

B. Qualitativer Vergleich mit Glyzerin

Folgt man im einzelnen den Kursen der Kontraktionsamplituden bei vergleichbaren Harnstoff- und Glyzerinkonzentrationen, so ergeben sich Unterschiede in den einzelnen Parametern. Nach gleicher Inkubationskonzentration und Inkubationszeit liegt der Beginn der Kurve bei Harnstoff auf einem höheren Niveau; mit dem frühen Reaktionsschritt wird ein höheres Maximum erreicht, von dem aus die Amplitude in eine tiefere und verlängerte Depression abfällt. Die Höhe des Wiederanstiegs ist geringer als nach Entzug von Glyzerin (s. Abb. 24).

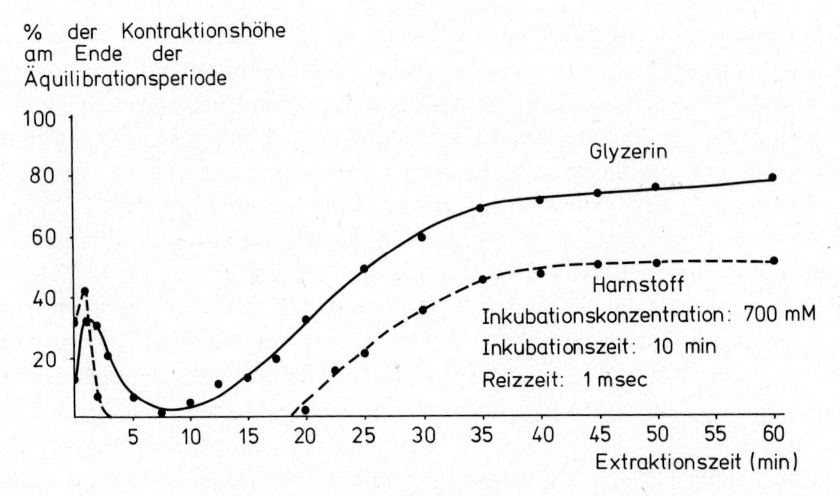

Abb. 24. Kontraktiles Verhalten des Gewebes nach Entzug von gleichen Glyzerin- und Harnstoffkonzentrationen.

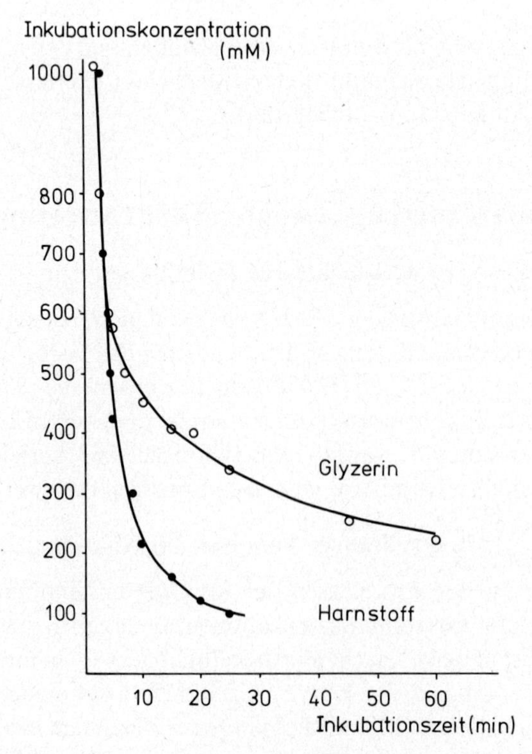

Abb. 25. Verhalten des 50%-Wertes der Höhen im Entzugseffekt nach Glyzerin und Harnstoff (Reizzeit: 1 msec).

C. Quantitativer Vergleich mit Glyzerin

Für einen größeren quantitativen Vergleich wird einmal die Höhe des Effektes gegen die Inkubationskonzentration, zum anderen gegen die Inkubationszeit aufgetragen. Für jede Zeit nach verschiedenen Inkubationskonzentrationen und für jede Konzentration bei verschiedenen Zeiten wird eine Mittelwertskurve gezeichnet. Nicht weniger als 4 Einzelexperimente werden für jeden Meßpunkt durchgeführt. Die Schnittpunkte dieser Kurven mit dem Niveau von 50% werden verglichen. Die aus diesen Punkten neu zusammengesetzten Kurven zeigen in Abhängigkeit von Inkubationskonzentration und Inkubationszeit eine funktionelle Charakteristik. Der hyperbolische Kurs wird mit dem entsprechenden nach Entzug von Glyzerin verglichen. In Richtung höherer Konzentrationen (500–1000 mM) sind die Kurven identisch, in Richtung auf die niedrigen Konzentrationen (500–100 mM) weichen die Kurven voneinander ab. Die niedrigste Harnstoffkonzentration, bei der das Niveau von 50% von der Depression erreicht wird, liegt unter 100 mM, die vergleichbare Glyzerinkonzentration dagegen zwischen 200 und 300 mM (s. Abb. 25).

Die Unterschiede zwischen den Kurven nach Glyzerin und nach Harnstoff werden durch qualitativ unterschiedliche Einflüsse dieser Substanzen bedingt. Im Bereich niedriger Konzentrationen macht sich die Verschiedenheit der Moleküle in der unterschiedlichen Reaktion des Gewebes bemerkbar. Mit zunehmender Konzentration setzen sich die gemeinsamen Einflüsse der Moleküle durch, welche die Reaktionsunterschiede nivellieren.

III. Amplitudenveränderungen während Glyzerinextraktion in Abhängigkeit vom elektrischen Stimulus

A. Reizzeit und Kontraktilität

Der elektrische Reiz, der vom Stimulator ausgeht, ist in Reizzeit und Spannung definiert. Änderungen in einer dieser zwei Charakteristika können zu einem veränderten Verhalten des Gewebes in bezug auf den Entzugseffekt führen. Bei einer Reizzeit von 1 msec wird die Höhe des Effektes sowohl in Abhängigkeit von der Inkubationszeit als auch von der Inkubationskonzentration gemessen. Für jede Inkubationszeit nach verschiedenen Konzentrationen und für jede Inkubationskonzentration bei verschiedenen Zeiten wird eine Mittelwertskurve gezeichnet. Für jeden Meßpunkt werden mindestens 4 Experimente durchgeführt. Die Schnittpunkte dieser Kurven mit dem Niveau von 50% werden zu einem neuen Kurs zusammengesetzt. In gleicher Weise werden Kurven bei Reizzeiten von 2 und 10 msec gewonnen. Die Kurven ihrer Schnittpunkte mit dem Niveau von 50% werden angelegt und verglichen. In Abhängigkeit von Inkubationszeit und Konzentration weisen sie hyperbolische Gesetzmäßigkeiten auf. Die Unterschiede im Verlauf zeigen die Abhängigkeit der Höhe des Entzugseffektes von der Reizzeit. Der Verlauf der Kurven wird sowohl in Richtung auf höhere Konzentrationen (600–1000 mM), als auch in Richtung auf längere Inkubationszeiten (45–75 min) identisch. Unter einer Glyzerinkonzentration von 200 mM wird das Niveau von 50% nicht erreicht. Zwischen den Konzentrationen von 200–600 mM und den Inkubationszeiten von 5–45 min, im Bereich ihrer stärksten Krümmung, zeigen die Kurven signifikante Unterschiede. Innerhalb dieses Bezirkes korrespondieren längere Reizzeiten mit niedrigeren Konzentrationen sowie kürzere Reizzeiten mit höheren Konzentrationen. Die Abstände zwischen den Kurven sind bei konstanten Konzentrationen oder bei konstanten Inkubationszeiten nahezu gleich, obwohl sich die Reizzeiten einmal von 1 nach 2 msec, zum anderen von 2 nach 10 msec verändern. Bei konstanter Konzentration und Inkubationszeit führt eine längere Reizzeit zu einem intensiveren Depressionseffekt. Andererseits können längere Reizzeiten als 10 msec kaum zu anderen Maxima führen, wenn man die asymptotischen Enden der Kurven in Rechnung stellt (s. Abb. 26).

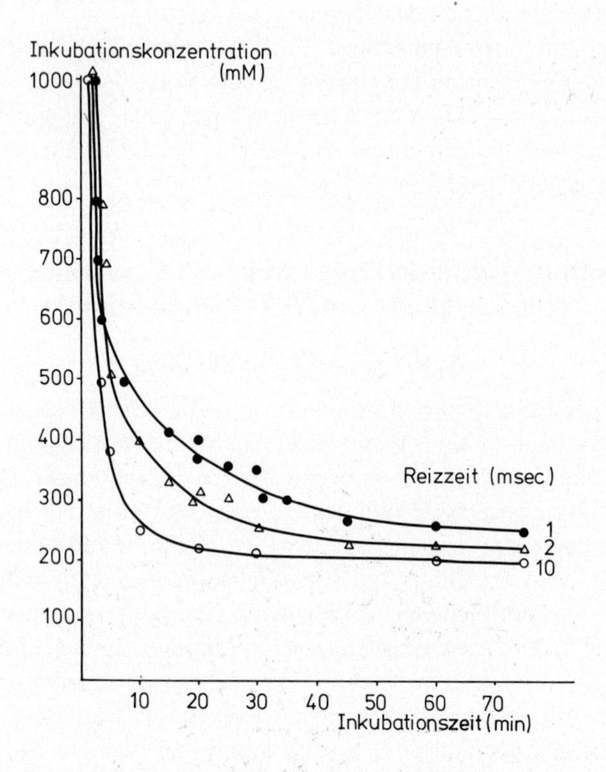

Abb. 26. Verhalten des 50%-Wertes der Höhen im Entzugseffekt bei unterschiedlichen Reizzeiten.

Die signifikanten Unterschiede zwischen den Kursen im Bereich ihrer stärksten Krümmung können durch unterschiedliche Einflüsse der verschiedenen Reizzeiten auf das zugrundeliegende Reaktionssystem erklärt werden. Diese Unterschiede werden im Bereich der geringeren Einflüsse niedriger Konzentrationen und kurzer Inkubationszeiten sichtbar. Von den massiveren Einflüssen hoher Konzentrationen und langer Inkubationszeiten werden sie völlig überdeckt.

B. Spannung und Kontraktilität

1. Amplitudenreaktion in Erstexperimenten

Um ein dynamisches Bild der pharmakologisch-elektrischen Prozesse zu gewinnen, werden Experimente vorgesehen, in denen die Spannung während der Extraktionsperiode ständig geändert wird. Die Standardspannung von 20 V wird jede Minute für 5 sec auf 50 V erhöht. Spezifische Veränderungen im Kurs der Reaktionsamplitude sind dabei recht bemerkenswert.

Während der Periode des Abfalls und des Wiederanstiegs bewirkt die höhere Spannung ein niedrigeres Niveau im Kurs der Amplitude als die Standardspannung. Der Abfall zur neuen Höhe beginnt mit einer zeitlichen Verzögerung von 1–2 sec, bzw. 2–4 Schlägen. Beim Rückschalten auf die niedrigere Spannung beginnt die Amplitude mit einer zeitlichen Verzögerung von 2–3 sec (4–6 Schlägen) wieder anzusteigen (vgl. Abb. 27A und 27C).

Innerhalb der Depression der Extraktionsperiode führt die höhere Spannung zu höheren Amplituden. Bei totalem Reaktionsverlust wird sofort mit der Spannungserhöhung eine einzelne Kontraktionsamplitude von außerordentlicher Höhe erzeugt, die von einem Plateau geringerer Amplitudenhöhe gefolgt wird. Der Abfall der Amplitude zu Null geschieht abrupt, entweder in dem Moment, in dem die Spannung zurückgeschaltet wird oder nach einer kurzen Verzögerung. Bei einer Depression ohne totalen Reaktionsverlust folgt die Änderung der Amplitude der Spannungsänderung. Die Amplitude erreicht nach zwei Schlägen ihr Höchstniveau. Nach Rückschalten der Spannung fällt sie entweder kontinuierlich oder nach einer Zeit von 2–6 sec abrupt auf das alte Niveau ab. Dies geschieht manchmal verzögert und häufig gefolgt von einzelnen sporadisch auftretenden Amplitudenausschlägen der vorherigen Höhe.

Einen besonderen Effekt kann man während des Abfalls und Wiederanstiegs der Kurve sehen. In umschriebenen Bereichen folgt einem sofort einsetzenden Anstieg der Amplitude zu einem höheren Wert ein kontinuierlicher Abfall zu einem niedrigeren Niveau als dem der Amplitude bei 20 V. Nach Reduzierung der Spannung kehrt die Amplitude mit kurzer zeitlicher Verzögerung zur Höhe bei 20 V zurück (s. Abb. 27).

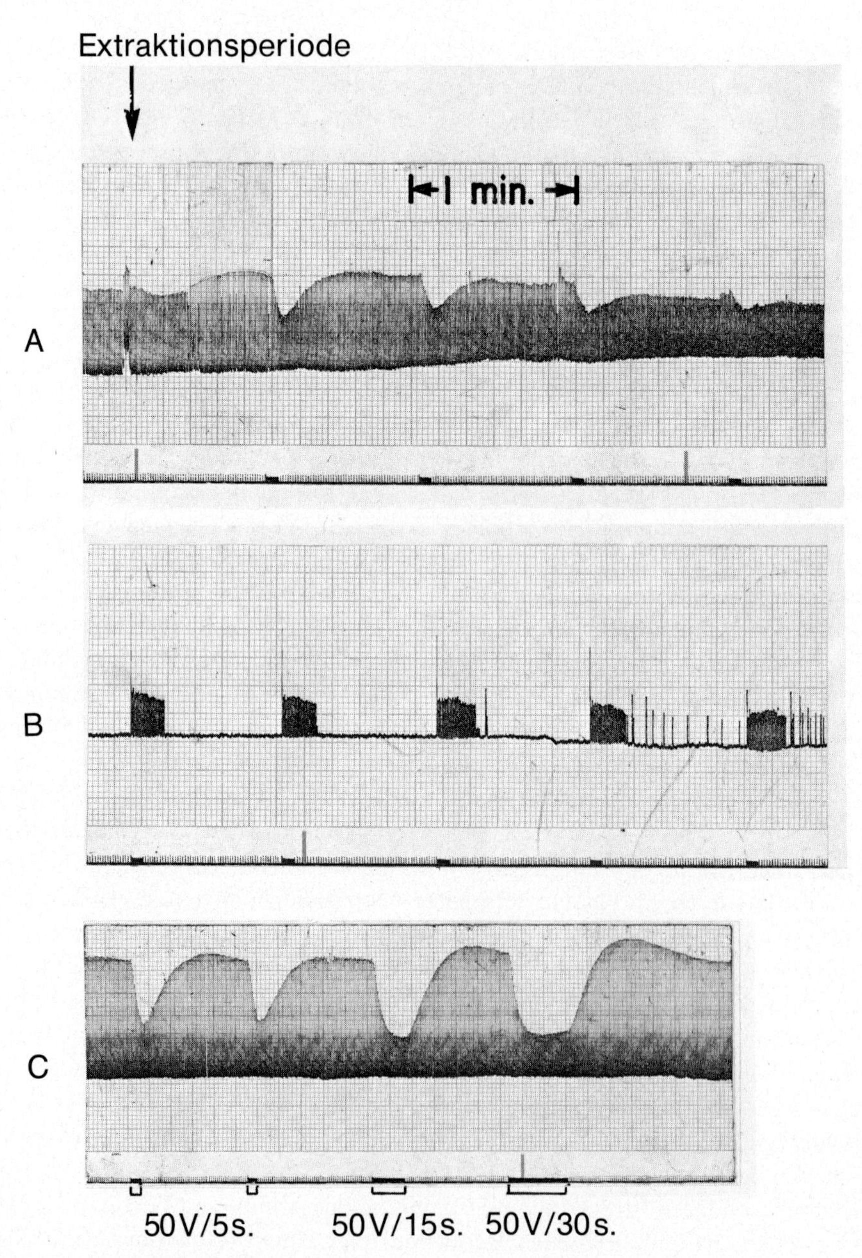

Abb. 27. Charakteristische Amplitudenreaktionen auf die Erhöhung der Spannung des elektrischen Stimulus während der Extraktionsperiode:
A: 50 V im Abstieg zur Depression.
B: 50 V während der Depressionsphase.
C: 50 V in der Restaurationsphase.

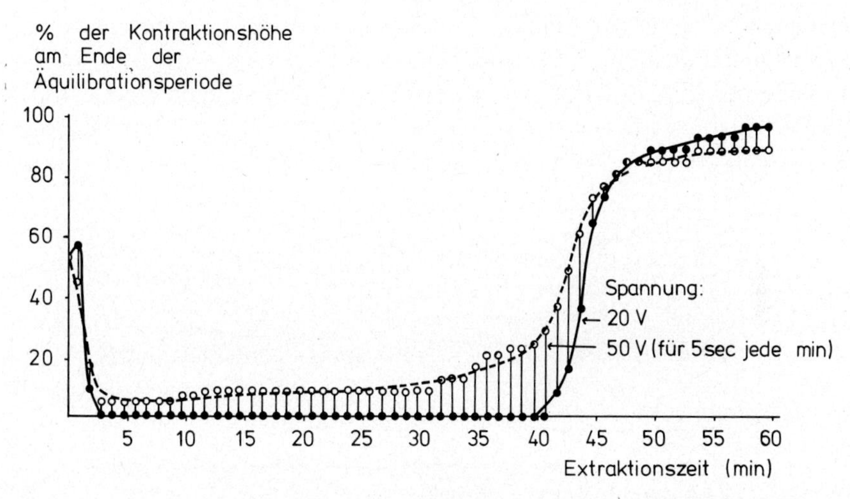

Abb. 28. Kontraktiles Verhalten des Gewebes bei unterschiedlicher elektrischer Spannung des Schrittmachers während Glyzerinextraktion (Inkubationskonzentration: 500 mM, Inkubationszeit: 60 min).

Der Kurs der Amplitude bei 20 V zeigt am Anfang einen kurzfristigen Anstieg und fällt dann auf Null ab. Trotz kontinuierlicher Stimulation werden während der nächsten 43 min keine Reaktionen gesehen. Danach setzt plötzlich wieder Aktivität ein, und die Amplitude steigt in 5 min auf 80% der Höhe nach Äquilibration. Verbindet man die Punkte, die man nach Einwirken von 50 V für jeweils 5 sec in Abständen von 1 min erhält, so zeigt diese Kurve ein ähnliches Verhalten wie die ursprüngliche. Eine Phase der Depression wechselt auch hier mit einer Phase des Wiederanstieges. Während der Zeit jedoch, in welcher bei 20 V keine Ausschläge zu sehen sind, produzieren die Pulse mit 50 V Amplituden. Während Abfall und Wiederanstieg kreuzt die Kurve den Kurs bei 20 V. Vor und hinter diesen Punkten ist das Niveau der Amplituden bei 50 V niedriger als das bei 20 V (s. Abb. 28).

2. Amplitudenreaktion in Folgeexperimenten

Von zwei simultan stimulierten Vorhöfen werden die Extraktionsperioden dreier aufeinanderfolgender Experimente mit unterschiedlicher Vorbehandlung im Gesamtversuch benutzt.

Bei einer Reizzeit von 1 msec werden während der letzten 5 min der Extraktionsperiode nach einer Vorbehandlung mit 500 mM Glyzerin für 60 min die Reaktionen auf die Änderungen der Spannung von 20 auf 50 V für 5, 5, 15 und 30 sec beobachtet. Bei den Zeiten von 15 und 30 sec wird eine Einstellung der Amplitude auf ein niedrigeres Niveau als nach 5 sec beobachtet. Reduziert man die Spannung, so steigt der Kurs der Amplitude wieder auf das Niveau von 20 V an. Dabei durchläuft er eine Überschußphase (s. Abb. 29 A).

Am Ende der 2. Extraktionsperiode nach einer Vorbehandlung mit 700 mM Glyzerin für 60 min wird wiederum nach Reaktion auf 50 V für 5 sec eine Reaktion auf 50 V für 30 sec beobachtet. In der letzten Phase dieses Experimentes wird die

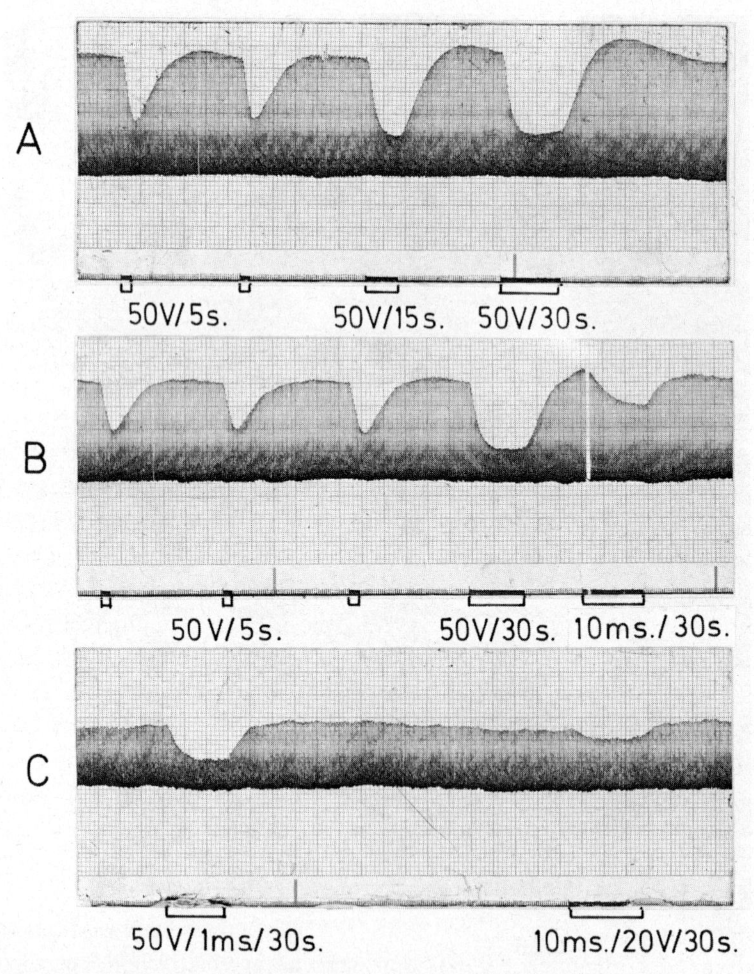

Abb. 29. Amplitudenreaktionen auf die Erhöhung der Spannung (A, B, C) bzw. die Verlängerung der Reizzeit des elektrischen Stimulus (B, C) bei verschiedenen Einwirkzeiten in drei Folgeexperimenten jeweils am Ende der Extraktionsperioden nach unterschiedlicher Vorbehandlung:
A: 500 mM/60 min, 50 V für 5,5, 15 und 30 sec.
B_1: 700 mM/60 min, 50 V für 5,5, 5 und 30 sec.
B_2: 10 msec für 30 sec.
C_1: 1000 mM/90 min, 50 V für 30 sec.
C_2: 10 msec für 30 sec.

Reizzeit des elektrischen Stimulus von 1 auf 10 msec für 30 sec bei 20 V verlängert. Der Kurs der Reaktionskurve führt ebenfalls zu einem Depressionseffekt. Die Amplitude zeigt bei einer Reizzeit von 10 msec (20 V/30 sec) im Vergleich zu der Amplitude bei 50 V (1 msec/30 sec) einen langsameren Abfall und erreicht ein weniger ausgeprägtes Minimum als bei 50 V (s. Abb. 29B).

Am Ende der 3. Extraktionsperiode nach einer Vorbehandlung mit 1000 mM Glyzerin für 90 min wird das Gewebe wiederum einem Stimulus von 50 V (1 msec/30 sec) und einem Stimulus von 10 msec (20 V/30 sec) ausgesetzt. Beide Depressionen sind wie im vorangehenden Versuch zu sehen. Es zeigt sich ferner, daß sich die Amplitude in der Depression bei 10 msec (20 V/30 sec) ebenfalls auf ein konstantes Niveau einstellt (s. Abb. 29C).

In diesen drei aufeinanderfolgenden Experimenten zeigt die Amplitude bei Standardbedingungen (1 msec/20 V) einen permanenten Rückgang der Höhe, der sowohl von der Vorbehandlung (Inkubationskonzentration und Inkubationszeit) abhängt als auch von der Position des Experimentes in der Testsequenz. In gleicher Weise werden die Höhenwerte der Effekte erniedrigt gefunden. Nach unterschiedlichen Glyzerinkonzentrationen und Inkubationszeiten, in verschiedenen Geweben bei simultaner Stimulation sowie in wiederholten Experimenten in demselben Gewebe und in aufeinanderfolgenden Schritten sind die Änderungen der Erregbarkeit auf die Variationen der Spannung qualitativ gleich. Auch die Reaktionen auf eine verlängerte Reizzeit sind qualitativ gleich. Die Effekte, die durch eine Spannungsänderung von 20 auf 50 V entstehen, sind bei weitem stärker ausgeprägt als die, die durch eine Änderung der Reizzeit von 1 auf 10 msec entstehen.

Die Tatsachen,

1. daß die Änderungen der Reaktionen Zeit benötigen und
2. daß sie quantitativ von den Änderungen der elektrischen Bedingung des Stimulus abhängen,

deuten auf eine Massenbewegung hin, die von den elektrischen Bedingungen der Moleküle im Reaktionssystem abhängt.

IV. Amplitudenveränderungen während Glyzerinextraktion in Abhängigkeit von Kalzium

A. Kalzium als Kontraktionsaktivator

1. Aspekte und Definitionen

Nach Zusatz einer großen Kalziummenge zum Gewebebad konnten Holland und Porter (1969) einen sofortigen Wiederanstieg der Kontraktionsamplitude beobachten. Studien über den Gehalt des Gewebes an Kalzium deuten ebenfalls auf eine mögliche Beziehung zwischen Kalziumgehalt und Kurs der Amplitude (PORTER-SANDERS, HOLLAND und WASSERMANN, 1969).

2. *Kalziumzusatz während der Depression*

Um den Einfluß von Kalzium auf den Kurs der Amplitude während der Extraktionsperiode zu studieren, wird Kalzium dem Gewebebad hinzugefügt. Bei konstanten Bedingungen (Agens: Glyzerin; Inkubationskonzentration: 600 mM; Spannung des Stimulus: 20 V; Reizzeit: 1 msec) wird die Erscheinungszeit von 10 min nach Beginn der Extraktionsperiode gewählt, um Kalzium zuzusetzen. Nach verschiedenen Inkubationszeiten wird durch den Zusatz die ursprüngliche Kalziumkonzentration von einmal auf dreimal oder fünfmal normal erhöht. Die rekonstruierten Mittelwertskurven der Reaktionsamplitude werden mit den Kurven nach den entsprechenden Experimenten ohne den besonderen Kalziumzusatz verglichen.

Bei variablen Inkubationszeiten fällt die Amplitude von unterschiedlicher Höhe ab. Nach Kalziumzusatz während der Depression steigt sie wieder an, entweder unmittelbar oder nach kurzer zeitlicher Verzögerung von 2–4 sec. Nach kontinuierlichem Anstieg wird ein Maximum erreicht, von dem aus die Amplitude zu einer neuen Höhe nach 1 Stunde abfällt. Die Rate des Anstieges sowie das Maximum sind höher, und der Abstieg beginnt eher nach dem Zusatz der größeren

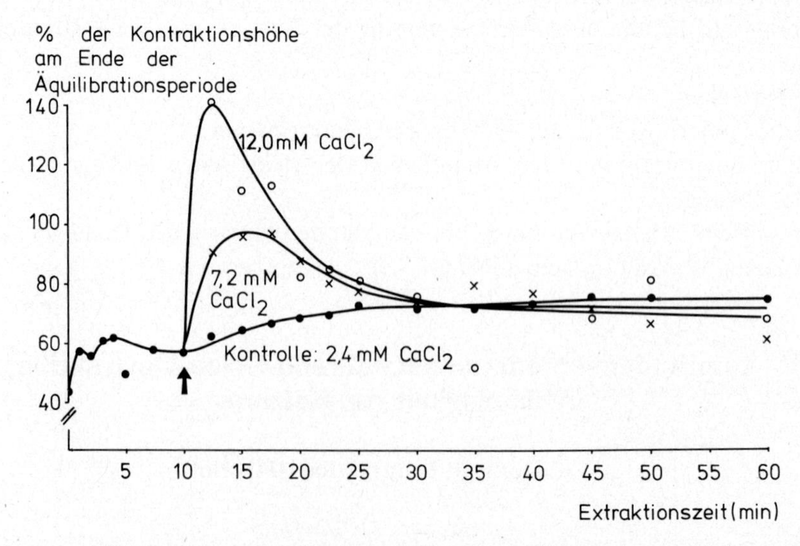

Abb. 30. Kontraktiles Verhalten des Gewebes bei Zusatz von Kalzium in verschiedenen Konzentrationen 10 min nach Beginn der Glyzerinextraktion (Inkubationskonzentration: 600 mM, Inkubationszeit: 2 min).

Kalziummenge. Mit ansteigenden Inkubationszeiten nehmen die absoluten Höhen der Maxima und die relativen Unterschiede ab, die durch die Zusätze verschiedener Kalziummengen bedingt sind. Die Höhen der Endpunkte der Kurven variieren innerhalb geringer Abweichungen. Nach allen gewählten Inkubationszeiten kann eine Tendenz zur Normalisierung der Amplitude festgestellt werden (s. Abb. 30).

Nach Extrapolation der Differenzen zwischen den Höhen des Beginns sind Regelmäßigkeiten zu erfassen, die (a) von der Inkubationszeit abhängen oder (b) unabhängig von der Inkubationszeit sind.

a_1) Bei dem Quotienten der Differenzen der Höhen der Maxima (Δh_{max}) werden die um die Höhe des Kurses verminderten Höhen der Maxima bei 5mal normal Kalzium in Beziehung gesetzt zu den um die Höhen des Kurses verminderten Höhen der Maxima bei 3mal normal Kalzium:

$$\frac{\Delta h_{max}\ 5n\ Ca^{++}}{\Delta h_{max}\ 3n\ Ca^{++}} = \frac{\Delta h_{max}\ 12{,}0\ mM\ Ca^{++}}{\Delta h_{max}\ \ 7{,}2\ mM\ Ca^{++}}.$$

Setzt man den Wert dieses Quotienten in Beziehung zu der Inkubationszeit, so ergibt sich ein hyperbolischer Kurs, der mit steigender Inkubationszeit zu „1" abfällt (s. Abb. 31).

a_2) Bei dem Quotienten der Differenzen der Zeiten der Maxima (Δt_{max}) werden die um die Zeit der Kalziumzugabe verkürzten Zeiten der Maxima bei 5mal normal Kalzium in Beziehung gesetzt zu den um die Zeit der Kalziumzugabe verkürzten Zeiten der Maxima bei 3mal normal Kalzium:

$$\frac{\Delta t_{max}\ 5n\ Ca^{++}}{\Delta t_{max}\ 3n\ Ca^{++}} = \frac{\Delta t_{max}\ 12{,}0\ mM\ Ca^{++}}{\Delta t_{max}\ \ 7{,}2\ mM\ Ca^{++}}.$$

Setzt man den Wert dieses Quotienten in Beziehung zu der Inkubationszeit, so ergibt sich ein Kurs, der mit steigender Inkubationszeit zu „1" ansteigt (s. Abb. 32).

b_1) Bei dem Quotienten der Höhen der Endpunkte (h_f) wird einmal die Höhe des Kurses bei 3mal normal Kalzium zur Höhe des Kurses bei 1mal normal Kalzium nach jeweils 60 min in Beziehung gesetzt:

$$\frac{h_f\ 3n\ Ca^{++}}{h_f\ 1n\ Ca^{++}} = \frac{h_f\ 7{,}2\ mM\ Ca^{++}}{h_f\ 2{,}4\ mM\ Ca^{++}} = 0{,}94 \pm 0{,}3.$$

Der Wert dieses Quotienten ist konstant, das heißt, eine Abhängigkeit von der Inkubationszeit ist nicht gegeben (s. Abb. 33).

b_2) Zum anderen wird bei dem Quotienten der Höhen der Endpunkte (h_f) die Höhe des Kurses bei 5mal normal Kalzium zur Höhe des Kurses bei 1mal normal Kalzium nach jeweils 60 min in Beziehung gesetzt:

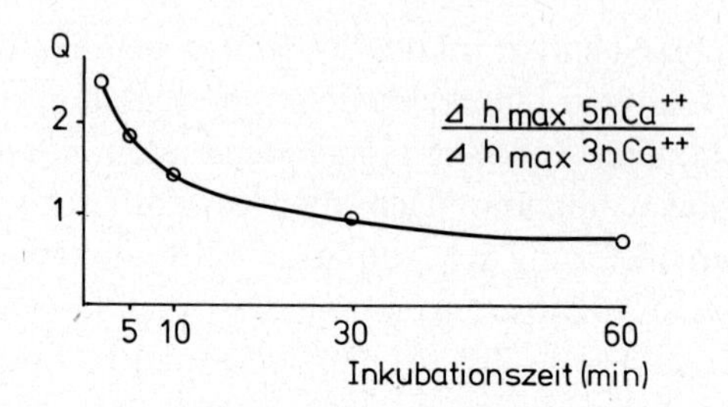

Abb. 31. Verhalten des Differenzenquotienten der Höhen der Maxima in Abhängigkeit von der Inkubationszeit.

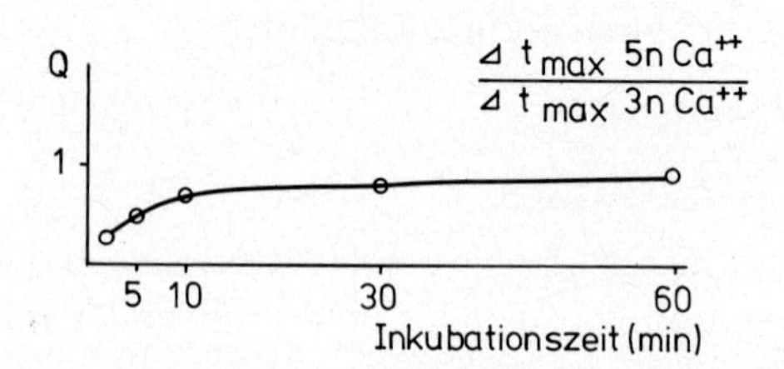

Abb. 32. Verhalten des Differenzenquotienten der Zeiten der Maxima in Abhängigkeit von der Inkubationszeit.

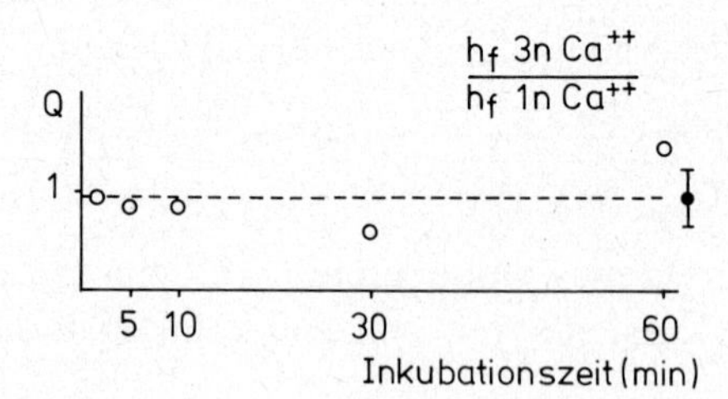

Abb. 33. Verhalten des Quotienten der Höhen der Endpunkte bei 3mal normal zu 1mal normal Kalzium.

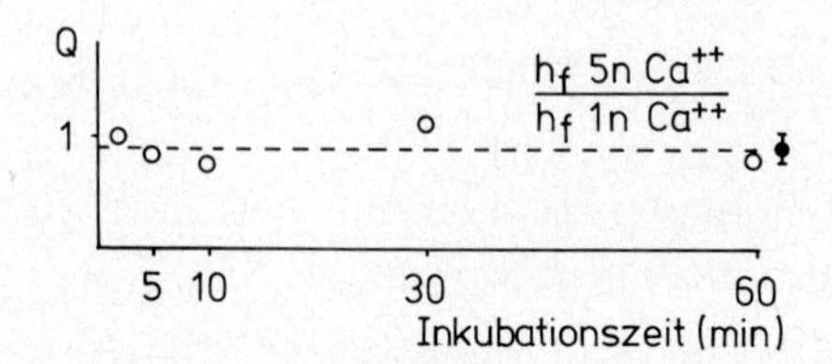

Abb. 34. Verhalten des Quotienten der Höhen der Endpunkte bei 5mal normal zu 1mal normal Kalzium.

$$\frac{h_f\,5n\,Ca^{++}}{h_f\,1n\,Ca^{++}} = \frac{h_f\,12{,}0\,mM\,Ca^{++}}{h_f\;\;2{,}4\,mM\,Ca^{++}} = 0{,}91 \pm 0{,}1.$$

Der Wert dieses Quotienten ist konstant, das heißt, eine Abhängigkeit von der Inkubationszeit ist nicht gegeben (s. Abb. 34).

Die Unterschiede zwischen den Werten der unter (b_1) und (b_2) aufgeführten Quotienten und dem Wert des Standardquotienten

$$\frac{h_f\,1n\,Ca^{++}}{h_f\,1nCa^{++}} = \frac{h_f\,2{,}4\,mM\,Ca^{++}}{h_f\,2{,}4\,mM\,Ca^{++}} = 1{,}0$$

sind nicht signifikant, das heißt, die Höhen der Kurse sind nach 1 Stunde gleich (s. Abb. 33 und 34).

Die Zugabe von Kalzium im Entzugseffekt führt zu einem Kurvenmaximum, welches in Höhe und Erscheinungszeit von der Kalziumkonzentration abhängt. Mit Zunahme des Effektes bei Verlängerung der Inkubationszeit wird die Abhängigkeit von der Kalziumkonzentration schwächer. Der Verlauf der Kurven am Ende der Extrationszeit bleibt unbeeinflußt.

3. Kalziumzusatz zu Beginn der Extraktion

Im Gegensatz zu den vorangehenden Experimenten wird unter den gleichen Bedingungen Kalzium zu Beginn der Extraktionsperiode dem Gewebebad zugesetzt. Die Kalziummenge wird so gewählt, daß die Endkonzentration im Bad 3mal normal (7,2 mM) beträgt. Mittelwertskurven werden rekonstruiert und in gleicher Weise wie zuvor mit den Kurven der Experimente verglichen, welche ohne den Kalziumzusatz durchgeführt werden. Die variationsbedingten Unterschiede am Beginn werden extrapoliert. Bei den verschiedenen Inkubationszeiten zeigen die Kurven bei 3mal normal Kalzium einen schnelleren Anstieg zu einem hohen frühen Maximum, eine geringere Depression mit einem früheren Tiefpunkt auf einem höheren Niveau als die Standardkurven. Der Wiederanstieg zur Endhöhe erfolgt eher. Die Höhen nach einer Stunde weichen von denen ohne zusätzliches Kalzium nur geringfügig ab. Qualitativ wird der Entzugseffekt nicht verändert (s. Abb. 35).

Nimmt man die Höhen im Effekt und korreliert sie mit der Inkubationszeit, so sieht man bei den Punkten nach 3mal normal Kalzium einen Kurs, der parallel zu dem bei 1mal normal Kalzium verläuft. Die Schnittpunkte beider Kurven mit dem Niveau von 50% zeigen signifikante Unterschiede. Die Inkubationszeit für den Punkt bei 3mal normal Kalzium ist länger als die Inkubationszeit bei 1mal normal Kalzium (s. Abb. 36).

Die Erscheinungszeit des Tiefpunktes innerhalb der Depression zeigt einen geringen (fast) linearen Anstieg, der von der Inkubationszeit abhängt. Mit steigender

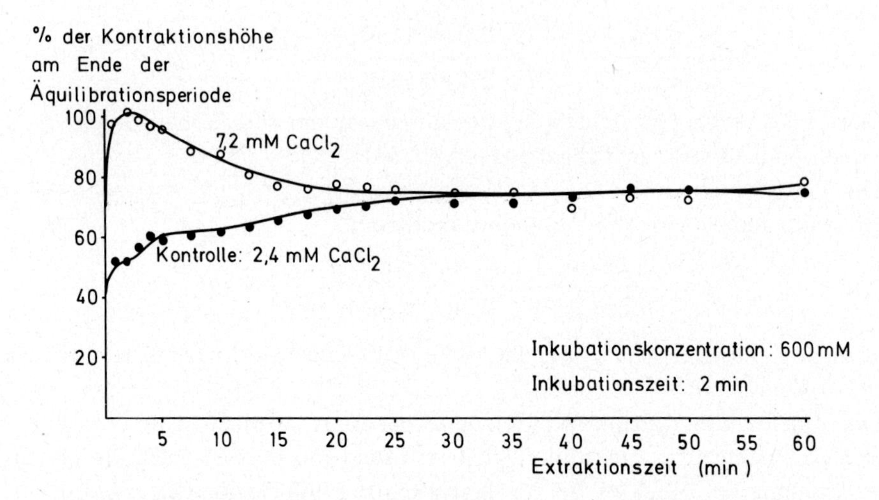

Abb. 35. Kontraktiles Verhalten des Gewebes bei Zusatz von Kalzium am Beginn der der Glyzerin-extraktionsperiode.

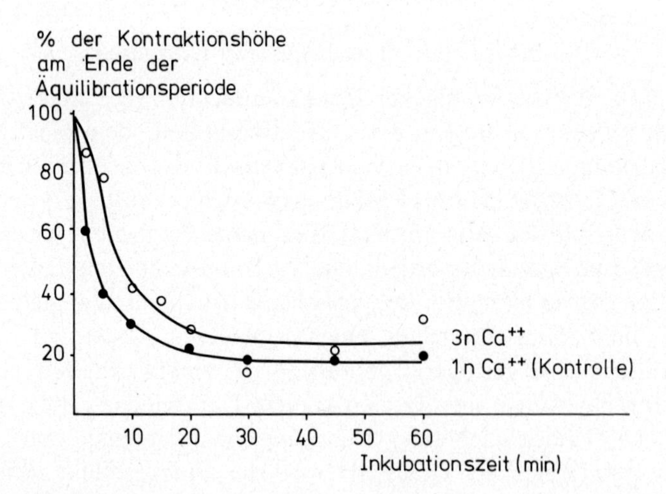

Abb. 36. Verhalten der Höhen im Entzugseffekt in Abhängigkeit von der Inkubationszeit bei verschiedenen Kalziumkonzentrationen (Inkubationskonzentration: 600 mM, Reizzeit: 1 msec).

Inkubationszeit steigt der Kurs bei 1mal normal Kalzium von 8 auf 12 min an. Bei 3mal normal Kalzium kann man den gleichen Anstieg jedoch von 4 auf 8 min beobachten. Die Kurse verlaufen parallel (s. Abb. 37).

Der Quotient zwischen den Höhen der Endpunkte (h_f) (3mal normal Kalzium/1mal normal Kalzium) ist nach einer Stunde Extraktionszeit bei allen Inkubationszeiten konstant. Sein Mittelwert beträgt:

$$\frac{h_f \, 3n \, Ca^{++}}{h_f \, 1n \, Ca^{++}} = \frac{h_f \, 7{,}2 \, mM \, Ca^{++}}{h_f \, 2{,}4 \, mM \, Ca^{++}} = 1{,}04 \pm 0{,}12.$$

Der Zusatz von Kalzium am Beginn der Reaktionsperiode führt zu einer Anhebung der Kurve auf ein anderes Niveau. Die Erscheinungszeit des Tiefpunktes ist kürzer, die Depression ist geringer ausgeprägt. Kalziumzusatz verändert den Entzugseffekt nicht qualitativ und hat keinen Einfluß auf den weiteren Verlauf der Kurve.

B. Lanthan als Kalzium-Antagonist

1. Aspekte und Definitionen

Es kann erwartet werden, daß Lanthan an der Membran gebundenes Kalzium verdrängt und wegen seiner Dreiwertigkeit eine festere Bindung an demselben Platz eingeht (DOGGENWEILER und FRENK, 1965). Darüber hinaus scheint Lanthan

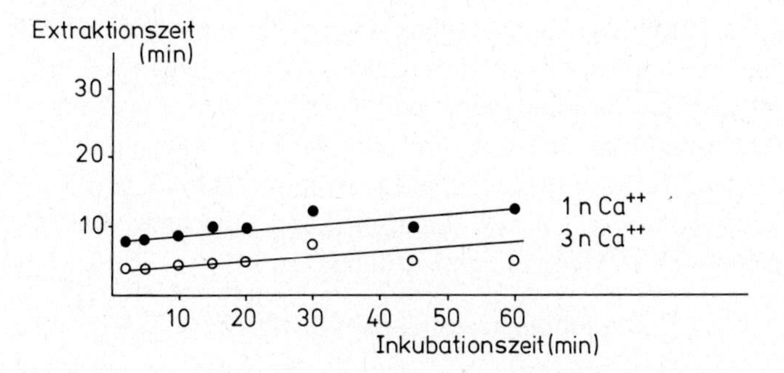

Abb. 37. Verhalten der Erscheinungszeiten des Entzugseffektes bei verschiedenen Kalziumkonzentrationen in Abhängigkeit von der Inkubationszeit (Inkubationskonzentration: 600 mM, Reizzeit: 1 msec).

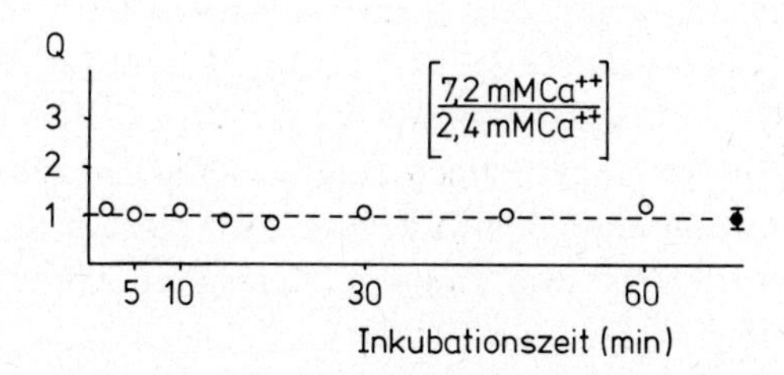

Abb. 38. Verhalten des Quotienten der Höhen der Endpunkte bei 3mal normal zu 1mal normal Kalzium (Kalziumumsatz zu Beginn der Extraktion, Inkubationskonzentration: 600 mM, Reizzeit: 1 msec).

die Mobilität von Kalzium herabzusetzen, das an anderen weniger oberflächennahen Membranstellen lokalisiert ist, und die Aufnahme von Ca^{45} an verschiedenen Stellen in der Zelle zu verhindern (WEISS, 1969). Höhe und Dauer der mechanischen Reaktion (auf 80 mM K^{+} in Nitrat-Ringer-Lösung) werden am Sartoriusmuskel des Frosches durch Lanthan verändert. Lanthan senkt die Ca^{45}-Aufnahme aber verändert den Gesamtkalziumgehalt nicht sonderlich. Ein durch Koffein ausgelöster Wiederanstieg der Reaktion wird nicht blockiert. „Diese Beobachtungen indizieren, daß Lanthan an einigen oberflächennahen Stellen angreift, die in der Oberfläche des Sartoriusmuskels und an Membranen der querverlaufenden Tubuli liegen, um Kalzium zu verdrängen und Druckreaktionen sowie Ionenbewegungen zu verhindern, die mit diesen Membranstellen verbunden sind. Die Schwäche von Lanthan, sowohl die Aufnahme von Ca^{45} als auch Kontrakturen, die von Koffein ausgelöst werden, zu verhindern, indiziert, daß diese Effekte von Koffein durch Mechanismen ausgelöst werden, welche sich von denen unterscheiden, die bei den ähnlichen Effekten von Kalium eine Rolle spielen" (WEISS, 1970).

Der Einfluß von Lanthan auf den Kurs der Kontraktionsamplitude während der Extraktionsamplitude kann möglicherweise die bedeutende Rolle von freiem Kalzium während des Glyzerinentzugseffektes unterstreichen.

In vorausgehenden Studien wird bei verschiedenen Lanthankonzentrationen die Kontraktionsreaktion auf Dosis und Zeit getestet. Nach einer Lanthankonzentration von 0,1 mM tritt ein Rückgang der Amplitudenhöhe von 5–10% auf. Nach einer Konzentration von 1,0 mM Lanthan kann innerhalb von 10–20 min eine Depression von 90 bis 95% erwartet werden (s. Abb. 39).

2. Lanthanzusatz zu Beginn der Extraktion

Wegen der relativ instabilen Lanthanlösungen (DOGGENWEILER und FRENK, 1965) wird ein großer Unterschied in der Konzentration zwischen den beiden Testkonzentrationen gewählt, um auch Unterschiede in der Aktion zu erfassen, wenn eine mögliche quantitative Veränderung durch Ausfallen von $La(OH)_3$ auftreten sollte. Bei konstanten Bedingungen (Agens: Glyzerin; Inkubationskonzentration: 600 mM; Spannung des Stimulus: 20 V; Reizzeit: 1 msec) wird Lanthan von konzentrierten Stocklösungen (vergleiche WEISS, 1969) am Beginn der Extraktionsperiode direkt dem Bad zugesetzt. Nach unterschiedlichen Inkubationszeiten wird die Lanthankonzentration auf 0,1 mM bzw. 1,0 mM gebracht. Mittelwertskurven werden auf die gleiche Weise wie zuvor rekonstruiert, Unterschiede am Beginn der Kurven extrapoliert.

In der niedrigen Lanthankonzentration zeigen die Kurse der Kontraktionsamplitude einen frühen Anstieg, einen tiefen Abfall und einen verlängerten Wiederanstieg während der Depression. Es wird eine starke Tendenz zur Erholung des

Kurses beobachtet. In der 10mal höheren Lanthankonzentration zeigt die Amplitude einen frühen Abfall, eine tiefere und verlängerte Depression, aber nur eine schwache Tendenz zur Erholung. Dieser signifikante Unterschied, der von der Lanthankonzentration abhängt, sollte festgehalten werden. Qualitativ bleibt der Effekt unverändert (s. Abb. 40).

Nach Extrapolation der Differenzen der Höhen am Beginn wird versucht, die Höhen im Effekt mit der Inkubationszeit zu korrelieren. Wegen der tiefen und

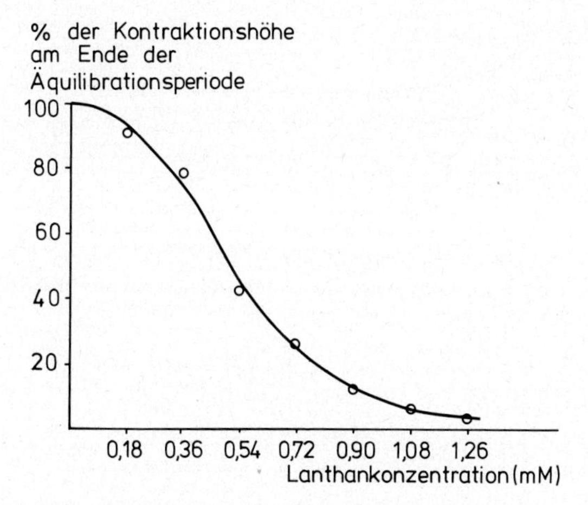

Abb. 39. Dosis-Wirkungs-Beziehung zwischen Lanthankonzentration und Amplitudenhöhe (Zeit der Lanthaninkubation: 20 min, Reizzeit: 2 msec).

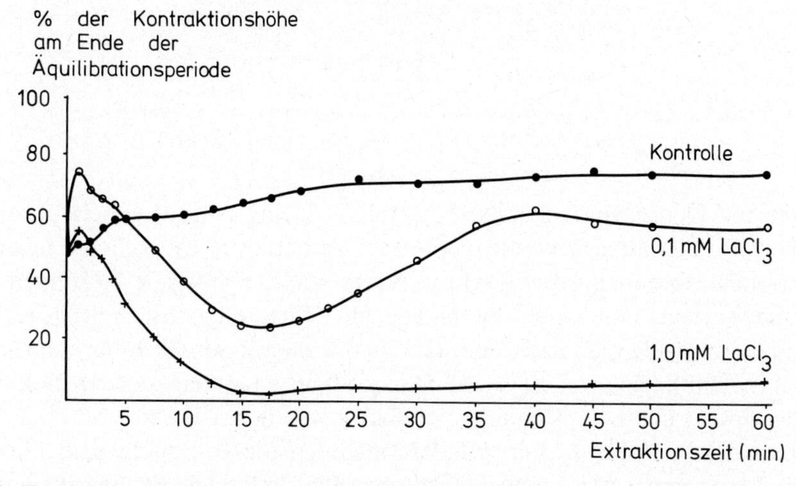

Abb. 40. Kontraktiles Verhalten des Gewebes bei Zusatz von Lanthan am Beginn der Glyzerinextraktionsperiode (Inkubationskonzentration: 600 mM, Inkubationszeit: 2 min).

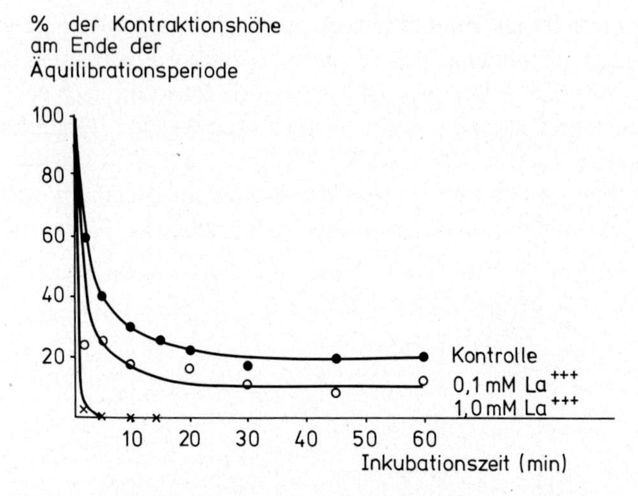

Abb. 41. Verhalten der Höhen im Entzugseffekt in Abhängigkeit von der Inkubationszeit bei verschiedenen Lanthankonzentrationen (Inkubationskonzentration: 600 mM, Reizzeit: 1 msec).

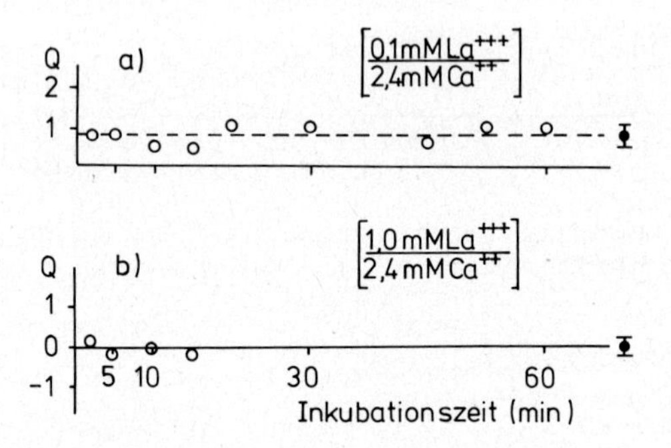

Abb. 42. Verhalten der Quotienten der Höhen der Endpunkte bei Lanthanzusatz und Kontrolle (Inkubationskonzentration: 600 mM, Reizzeit: 1 msec).

verlängerten Depression zeigt nur eine relativ kleine Anzahl von Experimenten nach kurzen Inkubationszeiten den Kurs der Amplitude in einem höheren Bereich. Die Erscheinungszeiten der Effekte und ihre Kurse können deshalb nicht genau bestimmt werden. Die Kurse der Höhen im Effekt zeigen, korreliert zur Inkubationszeit, in beiden Konzentrationen einen früheren Abfall, wenn man sie zum Kurs ohne Lanthanzusatz vergleicht. Bei der hohen Lanthankonzentration ist der Abfall stärker. Die Schnittpunkte der Kurse mit dem Niveau von 50% zeigen signifikante Unterschiede. Die Inkubationszeiten dieser Punkte sind kürzer als die für den Schnittpunkt der Standardkurve. Sie sind abhängig von der Lanthankonzentration (s. Abb. 41).

Für einen quantitativen Vergleich werden die Quotienten der Höhen der Endpunkte (h_f) bei (0,1 mM und 1,0 mM Lanthan/2,4 mM Kalzium) gewählt:

$$a) \quad \frac{h_f\, 0{,}1\ \text{mM La}^{+++}}{h_f\, 2{,}4\ \text{mM Ca}^{++}} = 0{,}84 \pm 0{,}24 \quad \text{und}$$

$$b) \quad \frac{h_f\, 1{,}0\ \text{mM La}^{+++}}{h_f\, 2{,}4\ \text{mM Ca}^{++}} = -0{,}046 \pm 0{,}11.$$

Die Werte dieser Quotienten sind bei verschiedenen Inkubationszeiten konstant, das heißt, eine Abhängigkeit von der Inkubationszeit besteht nicht.

Die Unterschiede zum Wert des Standardquotienten

$$\frac{h_f\, 2{,}4\ \text{mM Ca}^{++}}{h_f\, 2{,}4\ \text{mM Ca}^{++}} = 1{,}0$$

betragen: $1{,}00 - 0{,}84 = 0{,}16$ und

$1{,}00 - (-0{,}046) = 1{,}046.$

Sie sind abhängig von der Lanthankonzentration (s. Abb. 42).

Der Zusatz von Lanthan am Beginn der Extraktionsperiode führt zu einem niedrigeren Kurs der Kurve. Die Depression ist verstärkt und verlängert. Der Einfluß auf den Endverlauf der Kurve hängt von der Lanthankonzentration ab. Lanthan intensiviert den Entzugseffekt, verhindert aber nicht den Wiederanstieg der Amplitude.

Viertes Kapitel: Langzeitexperimente

I. Amplitudenveränderungen in Versuchsfolgen unter konstanten Bedingungen

A. Qualitative Aspekte

Sowohl der Glyzerineffekt als auch der Glyzerinentzugseffekt sind trotz der irreversiblen Schäden, die während Glyzerinentzug an den Ultrastrukturen entstehen, reversibel. Gewebeanalysen zeigen eine geringe Abnahme des Kalziumgehaltes in der hypertonischen Glyzerinlösung und einen relativ großen Verlust während der Depression der Amplitude in Ringerlösung (Porter-Sanders, Holland und Wassermann, 1969). Zusatz von Kalzium bewirkt in der Inkubationsperiode nach einem vorübergehenden Maximum einen niedrigeren Amplitudenkurs im Vergleich zur Standardkurve. In der Extraktionsperiode erfolgt auf Kalziumzusatz ein Wiederanstieg der Amplitude ohne Einfluß auf den weiteren Verlauf und ohne Wiederherstellung der zerstörten Ultrastrukturen.

Um Art und Größe der Änderung zu erfassen, die sich bei der Wiederholung einstellen, werden an 10 Herzen 15 aufeinanderfolgende Experimente unter konstanten Bedingungen durchgeführt (Agens: Glyzerin; Inkubationskonzentration: 400 mM; Inkubationszeit: 60 min; Extraktionszeit: 60 min; Spannung des elektrischen Stimulus: 20 V; Reizzeit: 2 msec). Nach standardisierten Zeiten werden die Höhen der Kurven während der Inkubationsperiode und der Extraktionsperiode gemessen. Von den verschiedenen Schritten der fortlaufenden Experimente werden Mittelwertskurven angelegt.

Während Glyzerininkubation werden in den Wiederholungen schrittweise Reduktionen des Amplitudenkurses am Anfang und am Ende nach 60 min sichtbar. Mit Rückgang des Niveaus nehmen auch die absoluten Werte der Minima und der Glyzerineffekte ab. Die resultierenden Kurven zeigen einen flacheren Verlauf bei jeder weiteren Wiederholung (s. Abb. 43).

Während Glyzerinentzug werden am Anfang und am Ende der Extraktionsperiode die gleichen Reduktionen des Amplitudenkurses wie während der Inkubation gesehen. Im Gegensatz zu diesem Verhalten zeigt der Kurs der Amplitude während der Depression zunächst einen Anstieg über mehrere Experimente, der dann von einem Abfall gefolgt ist. Mit der Zahl der Wiederholungen und der Abnahme des Niveaus des Kurses wird die Depression geringer. Nach mehrfach wiederholten Experimenten erscheint zur Zeit der erwarteten Depression eine Er-

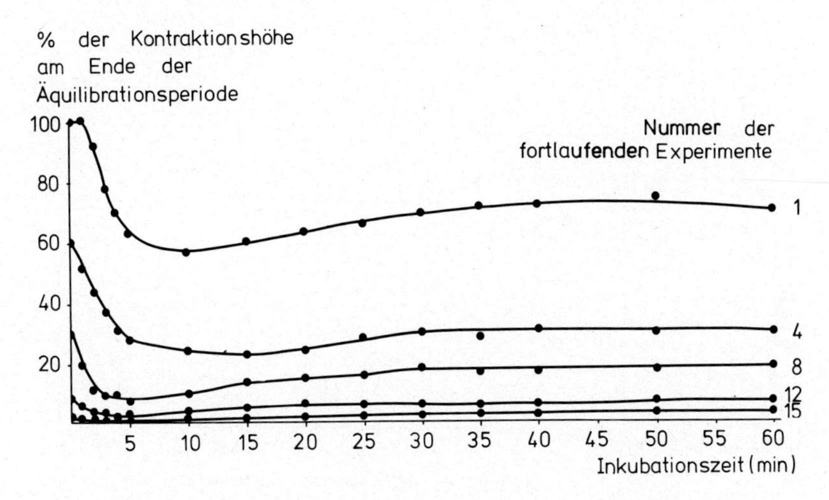

Abb. 43. Kontraktiles Verhalten des Gewebes in verschiedenen aufeinanderfolgenden Experimenten während Glyzerininkubation (Glyzerinkonzentration: 400 mM, Reizzeit: 2 msec).

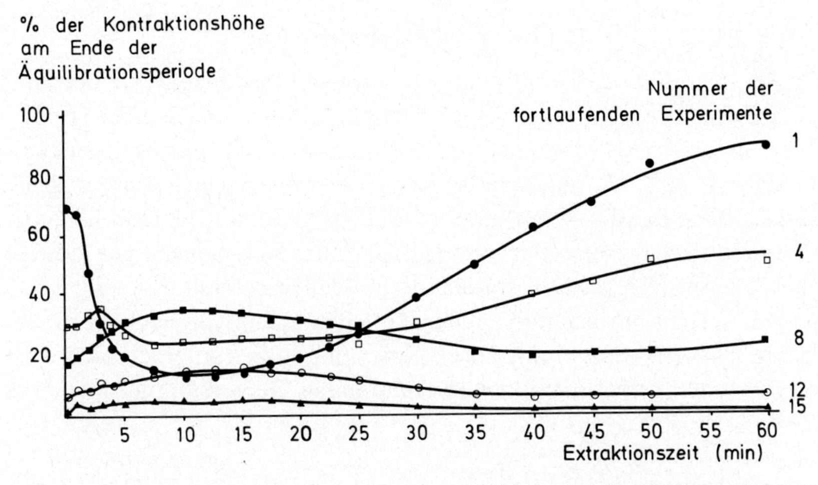

Abb. 44. Kontraktiles Verhalten des Gewebes in verschiedenen aufeinanderfolgenden Experimenten während Glyzerinentzug (Glyzerinkonzentration: 400 mM, Reizzeit: 2 msec).

höhung des Kurses. Mit steigender Zahl fortlaufender Experimente verschiebt sich die Depression auf einen späteren Zeitpunkt (s. Abb. 44).

Während sich der Tiefpunkt der Depression zeitlich relativ langsam verändert, wächst die Erscheinungszeit des Inflektionspunktes im Wiederanstieg schnell an. Sie überschreitet sehr bald die 1-Stunden-Grenze der Messungen. Ihr parabolischer Kurs gleicht einem exponentiellen Anstieg (s. Abb. 45).

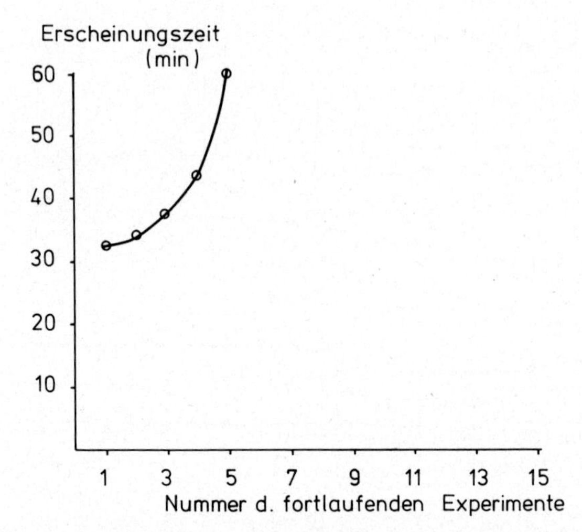

Abb. 45. Verhalten der Erscheinungszeit des Inflektionspunktes während des Wiederanstiegs nach Depression (Inkubationskonzentration: 400 mM, Inkubationszeit 60 min, Reizzeit: 2 msec).

B. Gesetzmäßige Beziehungen

Für einen quantitativen Vergleich werden sowohl die Mittelwerte der Amplituden am Ende der Äquilibration (A), im Tiefpunkt (E) und nach einer Stunde während der Inkubation (B) als auch in der Depression (C) und nach einer Stunde Glyzerinentzug (D) in aufeinanderfolgenden Experimenten untersucht. Die Höhen nach Äquilibration, im Tiefpunkt und am Ende der Inkubation sowie nach Reäquilibration zeigen in fortlaufenden Experimenten einen funktionellen Abfall zu einem tieferen Niveau. Die Amplitude in der Depression des Entzugseffektes weist einen Anstieg mit nachfolgendem Abfall zu einem vergleichbar niedrigeren Niveau wie nach Inkubation oder nach Reäquilibration auf. Nach mehreren aufeinanderfolgenden Experimenten wird daher keine Depression der Kontraktions-

A = Amplitudenhöhe nach Äquilibration.
B = Amplitudenhöhe nach Inkubation.
C = Amplitudenhöhe im Entzugseffekt.
D = Amplitudenhöhe nach Reäquilibration.
E = Amplitudenhöhe im Minimum während Inkubation.
m = Nummer der fortlaufenden Experimente (1–15).
i = Zeichen für ein angepaßtes Korrelationssystem, in dem die Höhe nach erster Inkubation gleich 100% gesetzt wird.
s = Zeichen für ein angepaßtes Korrelationssystem, in dem die Höhe nach Inkubation in jedem Schritt gleich 100% gesetzt wird.
v = Wert.

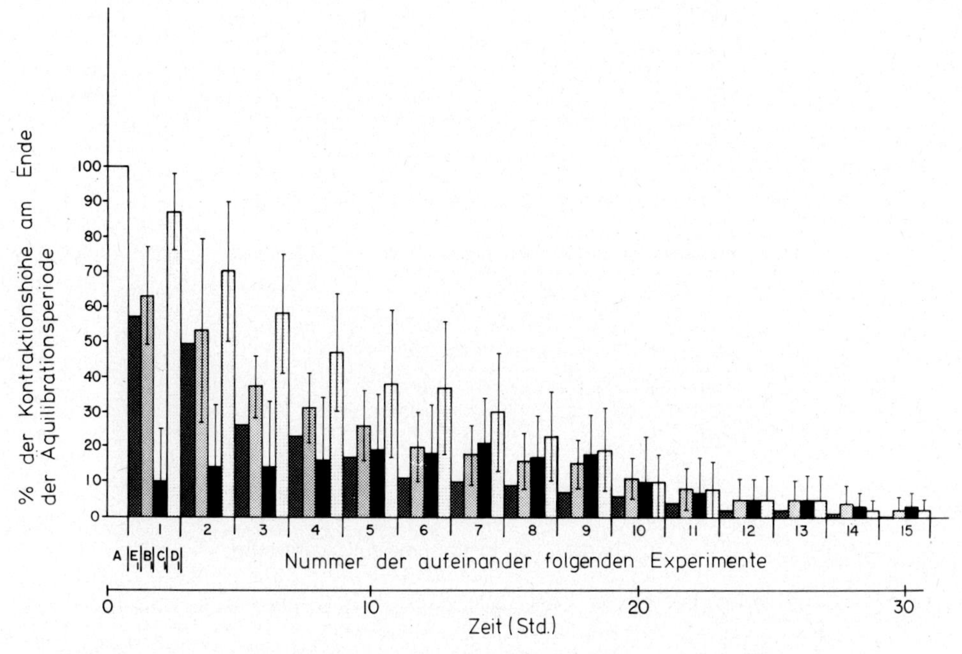

Abb. 46. Effekte von Glyzerininkubation und -entzug in aufeinanderfolgenden Experimenten.

amplitude mehr beobachtet, während der Wiederanstieg von der Höhe nach Inkubation zur Höhe der Reäquilibration fortbesteht (s. Abb. 46).

Die Differenzen im Abfall der Amplituden zwischen Inkubation und Reäquilibration, zwischen Inkubation und Depression sowie Reäquilibration und Depression sind in fortlaufenden Experimenten unterschiedlich. Die Kurve der Höhen nach Reäquilibration fällt von 77% zu 0% bei Schritt 10 ab. Die Kurve der Höhen nach Inkubation zeigt einen abfallenden Kurs von 63% zu 2% bei Experiment 15. Stellt man die Kurve der Höhen nach Inkubation auf eine andere Skala um, so daß der Beginn (63%) zu 100% wird, dann ist die neue Kurve mit der nach Reäquilibration identisch. Der Abfall dieser Kurven ist nicht einfach exponentiell.

Im Gegensatz zu den Differenzen zeigen Quotienten ein signifikant funktionelles Verhalten.

1. Der Quotient der Höhen nach Äquilibration bzw. Reäquilibration zwischen aufeinanderfolgenden Experimenten ist konstant. Der Wert ($a = 1{,}3 \pm 0{,}4$) hängt von der gewählten Inkubationszeit und Inkubationskonzentration ab (s. Abb. 47).

$$\frac{D_m}{D_{m+1}} = a.$$

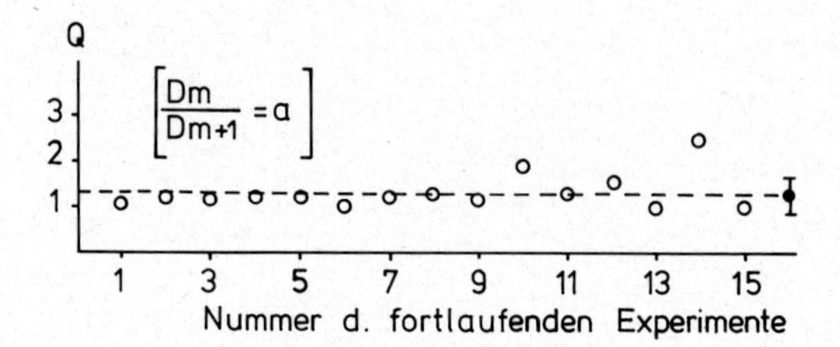

Abb. 47. Kurs des Quotienten (a) aus Amplitudenhöhen nach Reäquilibration einander folgender Experimente.

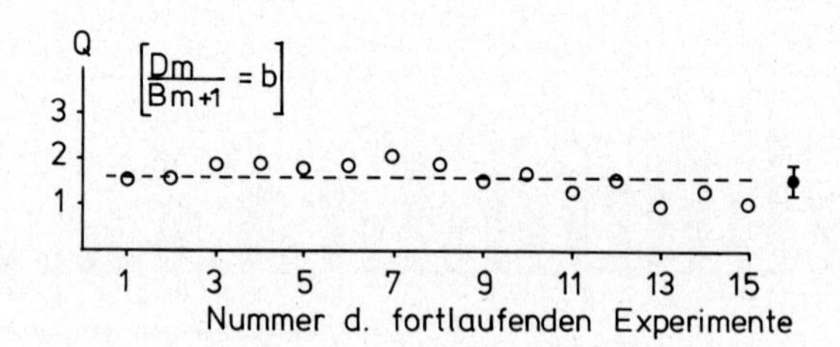

Abb. 48. Kurs des Quotienten (b) aus Amplitudenhöhen nach Reäquilibration und Inkubation einander folgender Experimente.

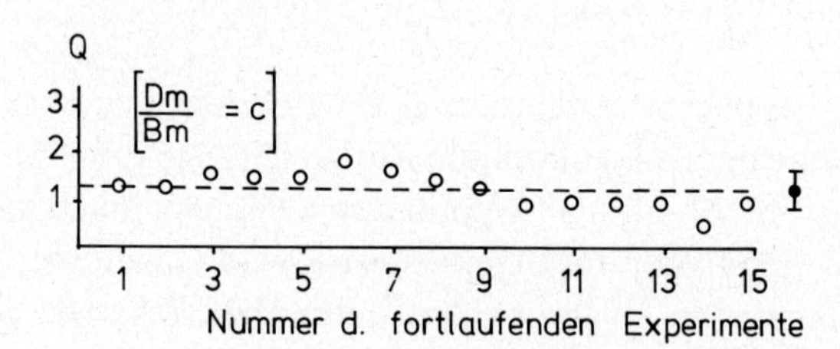

Abb. 49. Kurs des Quotienten (c) aus Amplitudenhöhen nach Reäquilibration und Inkubation gleicher Experimente.

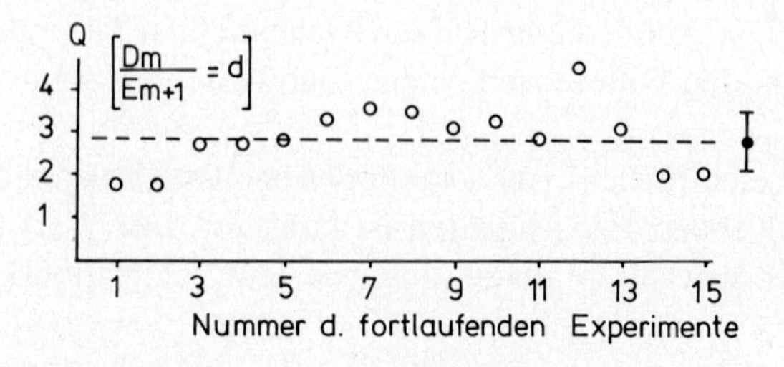

Abb. 50. Kurs des Quotienten (d) aus Amplitudenhöhen nach Reäquilibration und Inkubationsminimum einander folgender Experimente.

2. Der Quotient der Höhen nach Reäquilibration und Inkubation zwischen aufeinanderfolgenden Experimenten ist konstant. Der Wert ($b = 1{,}6 \pm 0{,}3$) hängt von der gewählten Inkubationszeit und Inkubationskonzentration ab (s. Abb. 48).

$$\frac{D_m}{B_{m+1}} = b.$$

3. Der Quotient der Höhen nach Reäquilibration und Inkubation in jedem Schritt ist konstant. Der Wert ($c = 1{,}3 \pm 0{,}4$) hängt von der Inkubationszeit und Inkubationskonzentration ab (s. Abb. 49).

$$\frac{D_m}{B_m} = c.$$

4. Der Quotient der Höhen nach Reäquilibration und dem Minimum während Inkubation zwischen aufeinanderfolgenden Experimenten ist konstant. Der Wert ($d = 2{,}8 \pm 0{,}7$) hängt von der Inkubationszeit und Inkubationskonzentration ab (s. Abb. 50).

$$\frac{D_m}{E_{m+1}} = d.$$

5. Der Quotient der Höhen nach Inkubation und dem Minimum während Inkubation in jedem Schritt steigt langsam linear an. Die mögliche Gleichung, auf der sich der Wert verändert, ist: $e = 0{,}116\,m + 1$ (s. Abb. 51).

$$\frac{B_m}{E_m} = e.$$

6. Der Quotient der Höhen nach Inkubation und dem Minimum während der Depression zeigt einen exponentiellen Abfall über die ersten sechs Schritte und bleibt dann konstant bei „1,0". Der Wert hängt von der Anzahl der Wiederholungen, der Inkubationszeit und der Inkubationskonzentration ab (s. Abb. 52).

$$\frac{B_m}{C_m} = f.$$

7. Der Quotient der Höhen nach Reäquilibration und dem Minimum während der Depression zeigt einen exponentiellen Abfall über die ersten zehn Schritte und bleibt dann konstant bei „1,0". Der Wert hängt von der Anzahl der Wiederholungen, der Inkubationszeit und der Inkubationskonzentration ab (s. Abb. 53).

$$\frac{D_m}{C_m} = g.$$

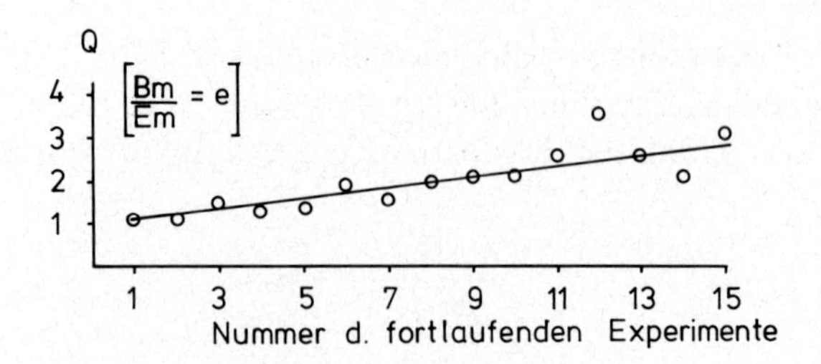

Abb. 51. Kurs des Quotienten (e) aus Amplitudenhöhen nach Inkubation und Inkubationsminimum gleicher Experimente.

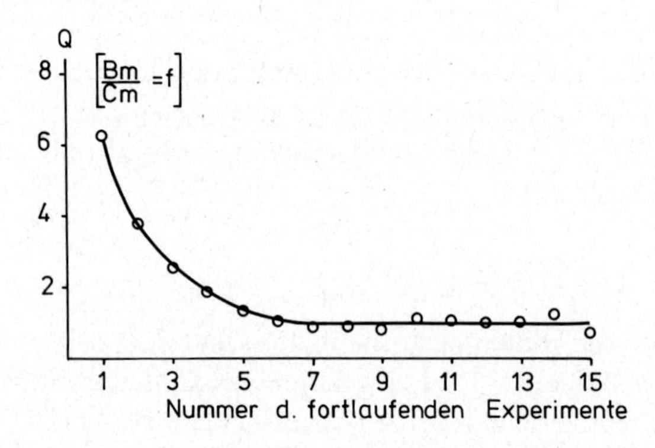

Abb. 52. Kurs des Quotienten (f) aus Amplitudenhöhen nach Inkubation und Depression gleicher Experimente.

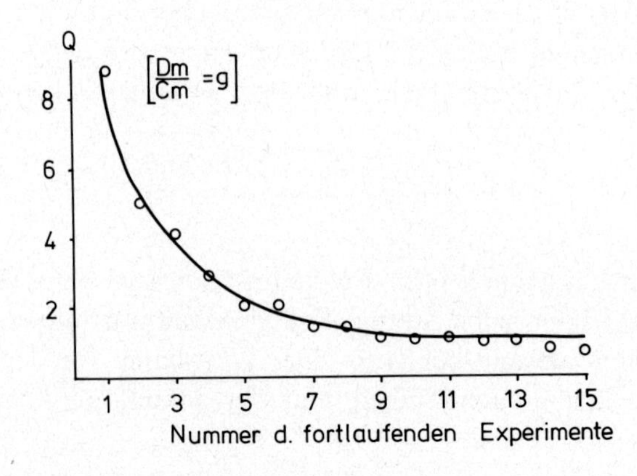

Abb. 53. Kurs des Quotienten (g) aus Amplitudenhöhen nach Reäquilibration und Depression gleicher Experimente.

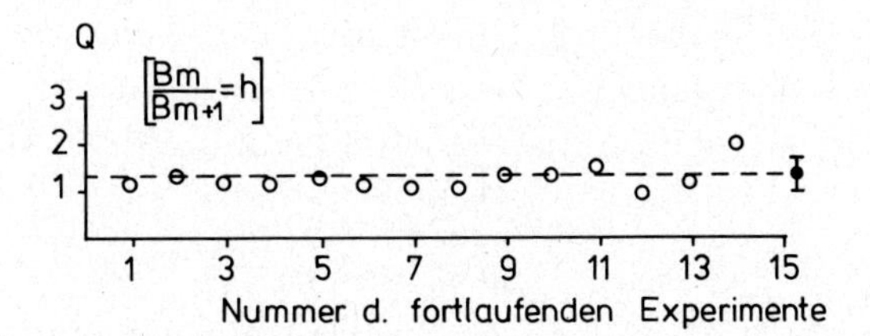

Abb. 54. Kurs des Quotienten (h) aus Amplitudenhöhen nach Inkubation einander folgender Experimente.

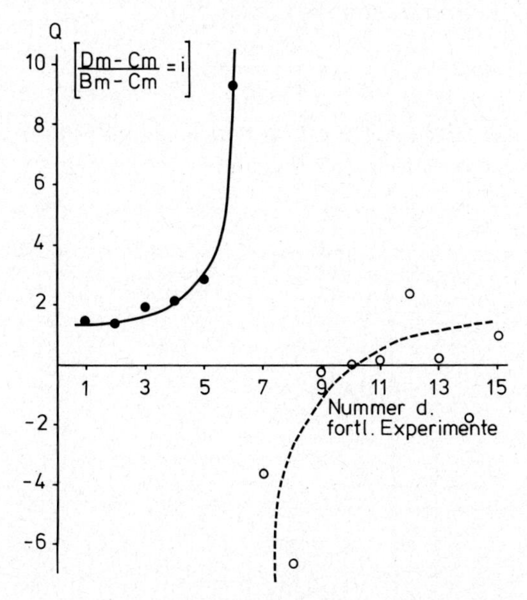

Abb. 55. Kurs des Quotienten (i) aus Amplitudendifferenzen zwischen Reäquilibration und Depression sowie Inkubation und Depression gleicher Experimente.

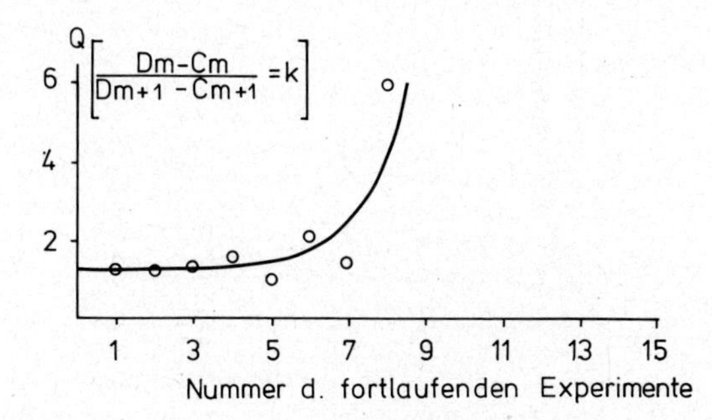

Abb. 56. Kurs des Quotienten (k) aus Amplitudendifferenzen zwischen Reäquilibration und Depression einander folgender Experimente.

8. Der Quotient der Höhen nach Inkubation zwischen aufeinanderfolgenden Experimenten ist konstant. Der Wert (h = 1,3 ± 0,3) hängt von der gewählten Inkubationszeit und Inkubationskonzentration ab (s. Abb. 54).

$$\frac{B_m}{B_{m+1}} = h.$$

9. Der Quotient der Höhendifferenzen zwischen Reäquilibration und Tiefpunkt der Depression sowie Inkubation und Tiefpunkt der Depression zeigt einen hyperbolischen Kurs. Der Wert hängt von der Anzahl der Schritte, der Inkubationszeit und -konzentration ab (s. Abb. 55).

$$\frac{D_m - C_m}{B_m - C_m} = i.$$

10. Der Quotient der Höhendifferenzen von Reäquilibration und Tiefpunkt der Depression zwischen aufeinanderfolgenden Experimenten zeigt einen hyper-

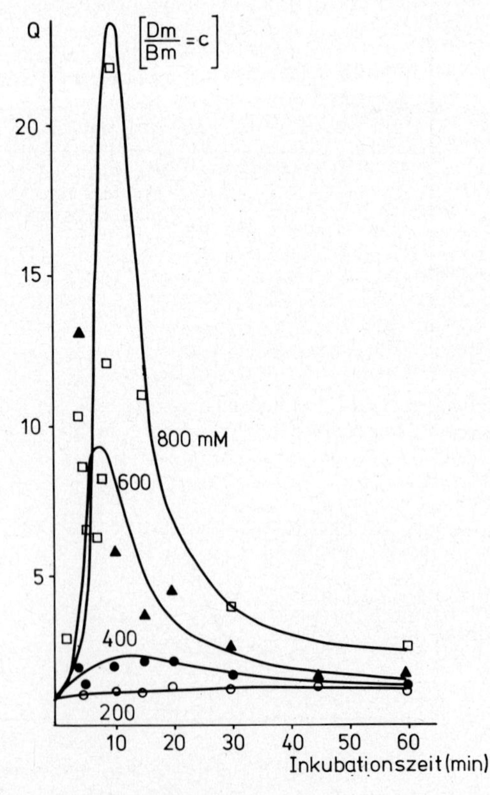

Abb. 57. Kurs des Quotienten (c) in Abhängigkeit von der Inkubationszeit bei verschiedenen Konzentrationen (Reizzeit: 2 msec).

bolischen Kurs. Der Wert hängt von der Anzahl der Wiederholungen, der Inkubationszeit und -konzentration ab (s. Abb. 56).

$$\frac{D_m - C_m}{D_{m+1} - C_{m+1}} = k.$$

Die errechneten Werte hängen von den gewählten Standardbedingungen ab.

Zu einzelnen Punkten wird weiter ausgeführt:

Zu 3. Zur Bestimmung der Abhängigkeit von der Vorbehandlung wird der Quotient der Höhen nach Reäquilibration und Inkubation in gleichen Sequenzen (c) in einigen Konzentrationen in Abhängigkeit von der Inkubationszeit bestimmt. Ausgehend von einer Parallele bei 200 mM Glyzerin entwickelt sich mit zunehmender Konzentration (300–1000 mM) ein Maximum, das zwischen 5 und 30 min Inkubationszeit liegt (s. Abb. 57).

In Abhängigkeit von der Inkubationskonzentration bei mehreren Inkubationszeiten ist ein Anstieg der Kurve in Richtung hoher Konzentrationen zu sehen. Die Steilheit dieses Anstieges nimmt in den Kurven zwischen 2 und 10 min zu und zwischen 10 und 60 min wieder ab (s. Abb. 58).

Zu 6. In dem angepaßten System, in dem die Höhe nach erster Inkubation 100% beträgt, ist der Wert von

$$\frac{B_{m_i}}{C_{m_i}} = f_i \quad \text{gleich dem Wert von} \quad \frac{B_m}{C_m} = f.$$

In dem angepaßten System, in dem die Höhe nach Inkubation in jedem Experiment 100% beträgt, ist der Wert von

$$\frac{B_{m_s}}{C_{m_s}} = f_s \quad \text{gleich dem Wert von} \quad \frac{B_m}{C_m} = f.$$

Das bedeutet: $$f = f_i = f_s.$$

Der Wert ist somit unabhängig davon, welcher Punkt als Bezug (100%) benutzt wird. In Erstexperimenten zeigt (f) einen parabolischen Anstieg sowohl mit zunehmender Inkubationszeit bei konstanter Konzentration als auch mit zunehmender Inkubationskonzentration bei konstanter Inkubationszeit (s. Abb. 59 und 60).

Zu 6. und 7. „f" ist gleiner als „g". In Abhängigkeit von den Bedingungen von g und f kann g durch f ausgedrückt werden. Der Kurs der Differenzen (g–f) ist linear. Die Funktion des Kurses der Differenzen ist:

$$v = -\frac{1}{5} m + 2,$$

wobei „v" der Wert von (g–f) ist (s. Abb. 61).

Zu 10. Der spezifisch durch Glyzerinentzug bedingte Aktivitätsverlust kann ausgedrückt werden durch die Differenz bestehend aus totalem Aktivitätsverlust

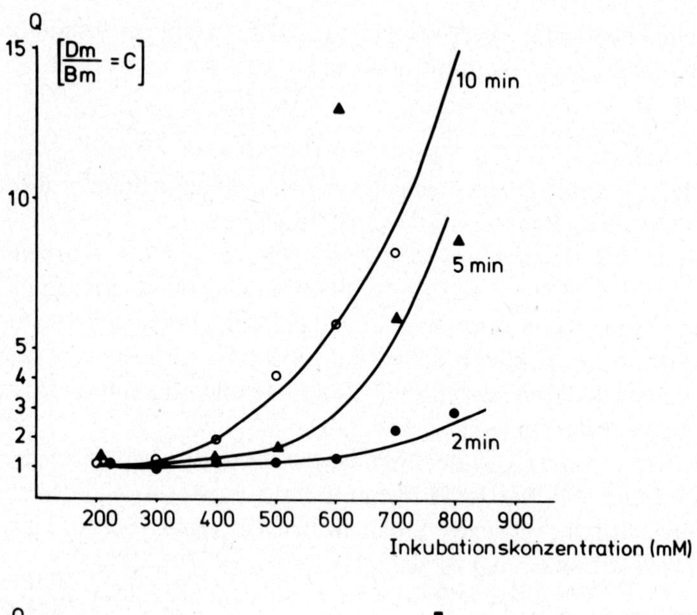

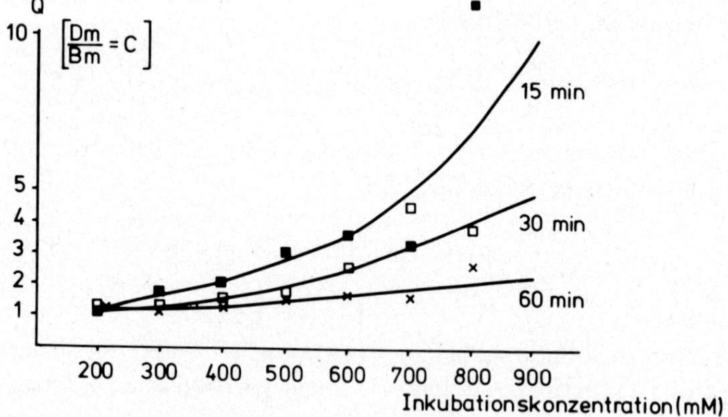

Abb. 58. Kurs des Quotienten (c) in Abhängigkeit von der Inkubationskonzentration bei verschiedenen Inkubationszeiten (Reizzeit: 2 msec).

(A–C) und dem unspezifischen, nicht durch Glyzerinentzug bedingten Aktivitätsverlust (A–D) nach Reäquilibration, das bedeutet: spez. Aktivitätsverlust = (A–C) – (A–D). Er ist gleich mit der Differenz zwischen der Höhe nach Reäquilibration und der Höhe im Tiefpunkt der Depression (D–C).
Es ist deshalb:

$$(A–C) - (A–D) = (D–C).$$

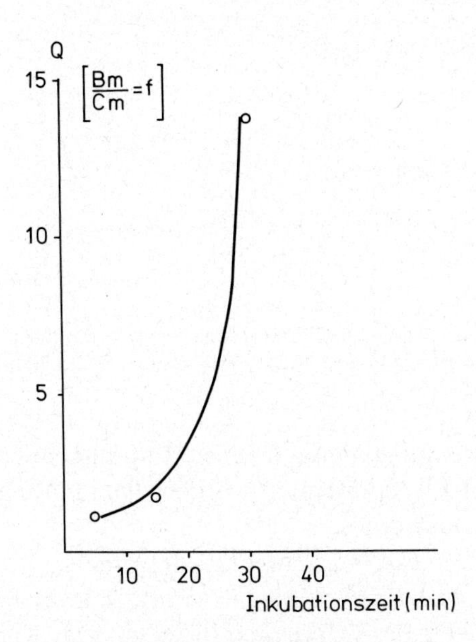

Abb. 59. Kurs des Quotienten (f) in Abhängigkeit von der Inkubationszeit bei konstanter Inkubationskonzentration (500 mM).

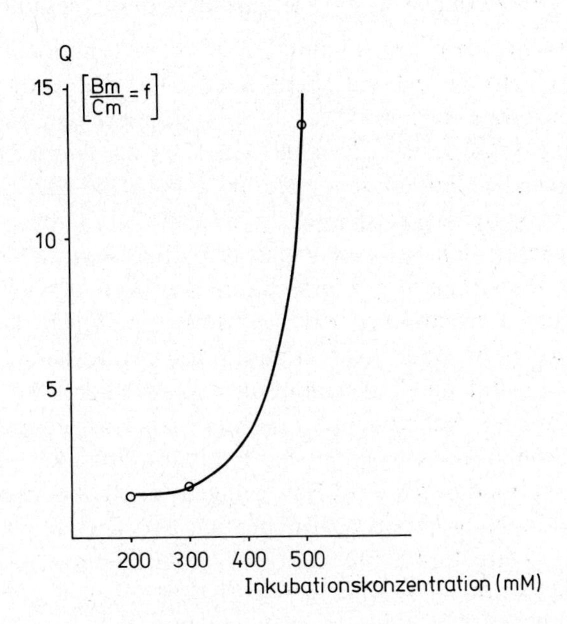

Abb. 60. Kurs des Quotienten (f) in Abhängigkeit von der Inkubationskonzentration bei konstanter Inkubationszeit (30 min).

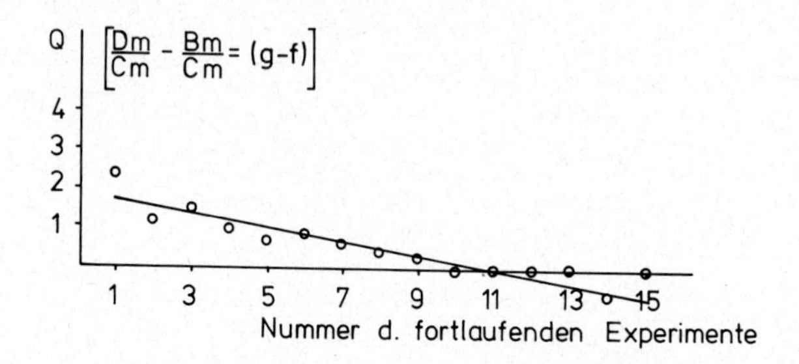

Abb. 61. Kurs der Differenz der Quotienten (g–f) aus Amplitudenhöhen nach Reäquilibration und Depression sowie Inkubation und Depression gleicher Experimente.

Der spezifische Verlust von Aktivität in einem Experiment kann deshalb durch die Aktivitätsdifferenz (D–C) repräsentiert werden. Da ihr Wert von der Anzahl der Experimente abhängt, muß er als

$(D_m – C_m)$ ausgedrückt werden.

Mit Abnahme des spezifischen Aktivitätsverlustes in wenigen Wiederholungsschritten nimmt der Wert des Quotienten bis ∞ zu. Der Kurs zeigt danach einen inversen Verlauf.

C. Folgerungen für die Verlaufskurve des Amplitudenverhaltens

Die Tatsache, daß das Amplitudenverhalten funktionell sich ändernde Verhältnisse wiedergibt, legt die Vermutung nahe, daß sich im zugrundeliegenden System Konzentrationen ändern. „b“ repräsentiert den gesamten Aktivitätsverlust während Inkubation, „d“ stellt den Kurs des unspezifischen Verlustes von Aktivität in jedem Experiment während Inkubation dar. „e“ gibt den Kurs des spezifischen Aktivitätsgewinnes während Inkubation mit Glyzerin wieder. „h“ und „a“ drücken den Kurs einer unspezifischen Reaktion in aufeinanderfolgenden Experimenten aus. „c“ repräsentiert den Wert der unspezifischen Reaktion in einer jeden Extraktionsperiode. „f“ und „g“ stellen den Wert einer spezifischen Reaktion in einer jeden Extraktionsperiode dar. „k“ repräsentiert den Kurs der Aktivität durch Abnahme des spezifischen Aktivitätsverlustes in aufeinanderfolgenden Experimenten. Es muß daher angenommen werden, daß der Kurs der Amplitude sowohl in der Inkubationsperiode als auch während der Extraktionsperiode durch zwei Bewegungen im Reaktionssystem bestimmt wird. Die erste Bewegung beruht auf Inkubation und Exkubation eines Agens. Sie ist spezifisch für einen bestimmten Vorgang, nicht aber spezifisch für ein bestimmtes Mittel. Eine funktionelle Depression wird durch einen Wiederanstieg der Amplitude abgelöst. Die zweite Bewegung, Wiederanstieg während Inkubation (Glyzerineffekt) und Abfall während Extraktion (Glyzerinentzugseffekt), ist spezifisch für bestimmte Mittel. Sie muß als Konsequenz von spezifischen Änderungen im Aktionssystem angesehen werden. Die erste Bewegung bleibt während Inkubation und Exkubation in fortlaufenden Experimenten konstant. Die zweite Bewegung nimmt während Inkubation in fortlaufenden Experimenten geradlinig zu, wie „e" zeigt. Während Extraktion hört die spezifische Bewegung nach einigen Experimenten vollständig auf. Mit ansteigender Zahl der Experimente erreicht die Höhe der Amplitude ein niedrigeres Niveau. Der in fortlaufenden Experimenten konstante Aktivitätsverlust, ausgedrückt durch „h" und „a", geschieht während funktioneller Depression.

Es ist deshalb immer:

$$B_{m+1} < B_m \quad \text{und} \quad D_{m+1} < D_m$$

und für das erste Experiment:

$$D < A.$$

Auch ohne den Entzugseffekt von Glyzerin ist die neue Höhe der Inkubation oder Reäquilibration geringer als die Höhe im vorangehenden Experiment. Die Werte der Quotienten „h" und „a", die das Ergebnis der unspezifischen Reaktion ausdrücken, sind deshalb notwendigerweise größer als „1,0".

Der Wiederanstieg in einem Experiment zeigt als Teil der Restauration der Amplitudenhöhe eine konstante partielle Substitution der Aktivität nach funktioneller Depression, die durch die Konstanz des Quotienten „c" ausgedrückt wird. Es ist immer B_m kleiner als D_m.

Auch trotz des unspezifischen Aktivitätsverlustes ist in einem Experiment die neue Höhe nach Reäquilibration größer als die Höhe nach Inkubation. Der Wert des Quotienten „c", der in einem Experiment den Wiederanstieg nach funktioneller Depression wiederspiegelt, ist notwendigerweise größer als „1,0".

D. Der „Restitutionseffekt" des elektrischen Stimulus

Erhöht man die Kalziumkonzentration in der Extraktionsperiode nach 60 min auf 7,2 mM, so sieht man einen sofortigen Anstieg der Amplitude zu einem Maximum. Daran schließt sich ein kontinuierlicher Rückgang der Amplitude auf das vorherige Niveau an. Steigert man die Kalziumkonzentration nach dem fünfzehnten Experiment in der gleichen Phase auf 14,4 mM oder sogar auf 26,4 mM, so ist innerhalb eines Beobachtungszeitraumes von 30 min kein Einfluß auf die Amplitude zu sehen.

Erhöht man die Spannung des elektrischen Stimulus am Ende der ersten Extraktionsperiode auf 50 V, so stellt sich ein niedrigeres Amplitudenniveau ein. Am Ende der Extraktionsperiode nach dem fünfzehnten Folgeexperiment führt eine Änderung der Spannung auf 50 V zu einem signifikanten Anstieg der Amplitude (s. Abb. 62).

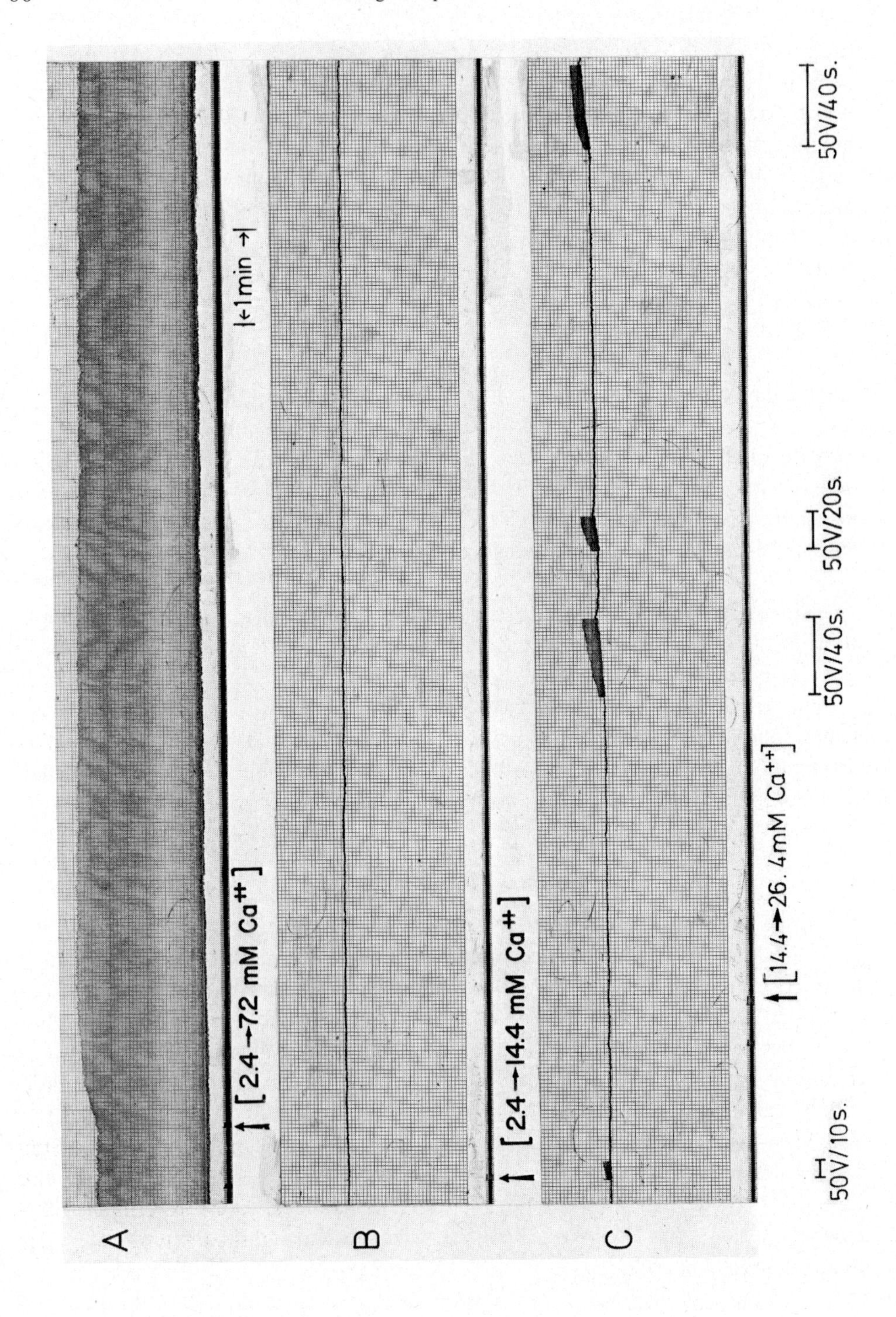
A
B
C
[2.4→7.2 mM Ca++]
|←1 min→|
[2.4→14.4 mM Ca++]
[14.4→26.4mM Ca++]
50V/10s.
50V/40s.
50V/20s.
50V/40s.

Aus diesen Tatsachen kann geschlossen werden, daß der Kalziumzusatz einen konstanten Aktivitätsverlust nicht substituiert. Der erhöhten Spannung des elektrischen Stimulus folgt auch hier eine Änderung der Amplitude in der Zeit.

◀ Abb. 62. Amplitudenreaktionen auf den Zusatz von Kalzium (A, B, C) bzw. die Erhöhung der Spannung des elektrischen Stimulus (C) jeweils am Ende der Extraktionsperiode:
A: 3n Ca^{++} nach dem 1. Experiment.
B: 6n Ca^{++} nach dem 15. Folgeexperiment (nach 31 h).
C_1: 11n Ca^{++} nach dem 15. Folgeexperiment (nach 31 h).
C_2: 50 V nach dem 15. Folgeexperiment (nach 31 h).

Fünftes Kapitel: Ergebnisse und Diskussion

I. Zusammenfassung der Ergebnisse

A. Amplitudenreaktionen während der Inkubation

Die Reaktionen des Gewebes auf die verschiedenen Faktoren, die während der Experimente aufgedeckt oder getestet werden, sind unterschiedlich. Trotz absoluter Beschränkung der Testverfahren auf die Amplitudenreaktion läßt sich eine Fülle von Ergebnissen gewinnen:

1. Die Glyzerinkonzentration beeinflußt das kontraktile Verhalten des Gewebes, wie gezeigt am Einfluß verschiedener Konzentrationen auf die Amplitude.
2. Die Zeit der Einwirkung von Glyzerin beeinflußt die Kontraktionsamplitude. Es wird ein gesetzmäßiger Ablauf in der Zeit beschrieben.
3. Harnstoff beeinflußt das Verhalten der Kontraktionsamplitude in ähnlicher Weise wie Glyzerin. Die Abnahme der Amplitudenhöhe ist jedoch bei gleicher Konzentration geringer als bei Glyzerin.
4. Die Reizzeit des elektrischen Stimulus weist keinen Einfluß auf die Amplitudenhöhe auf. Es werden im Gegenteil bei unterschiedlichen Zeiten signifikante Gleichheiten beobachtet.
5. Die Spannung des elektrischen Stimulus beeinflußt die Kontraktionsamplitude des Gewebes. Bei Variation führt eine höhere Spannung zu einer niedrigeren Amplitudenhöhe, sowohl am Ende der Inkubation als auch am Ende der Äquilibration.
6. Die Reaktionen des Gewebes folgen den momentanen Änderungen der Spannung zeitlich verzögert. Die Amplitudenhöhe ändert sich in der Zeit.
7. Zusatz von Kalzium zum Gewebebad zu verschiedenen Zeiten der Inkubationsperiode führt zu einem kurzfristigen Anstieg der Amplitudenhöhe. Der Endverlauf des Amplitudenkurses ist jedoch niedriger als der Kontrollkurs ohne Kalziumzusatz.
8. Die Abnahme der Amplitudenhöhe ist bei niedrigen Glyzerinkonzentrationen von der zugeführten Kalziummenge abhängig. Bei höheren Glyzerinkonzentrationen (600 mM) ergeben sich keine Unterschiede zwischen den Amplitudenverläufen bei verschiedener Kalziumkonzentration (7,2 mM und 12,0 mM Ca^{++}).

B. Amplitudenreaktionen während der Extraktion

Abhängigkeiten und Einflüsse, die zu gesetzmäßigem Verhalten der Kontraktionen führen, lassen sich während der Änderung der Amplitude in ihrer dynamischen Wirkung erkennen. Wegen des sequenzhaften Verhaltens des Amplitudenkurses werden die Abhängigkeiten der Reaktion während der Extraktionsperiode von den Einflüssen während der Inkubation postuliert. Es werden deshalb die gleichen Einflüsse untersucht, wie während Inkubation, die noch durch Lanthanzusatz ergänzt werden:

1. Die Inkubationskonzentration bestimmt den Kurs der Kontraktionsamplituden, wie an verschiedenen Punkten in der Extraktionsphase nachgewiesen.
2. Die Inkubationszeit bestimmt den Kurs der Kontraktionsamplituden, diese Abhängigkeit wird an charakteristischen Punkten in der Extraktionsperiode aufgezeigt.
3. Harnstoff beeinflußt die Amplitudenhöhe in ähnlicher Weise wie Glyzerin. Der Entzugseffekt von Harnstoff ist ebenfalls von Inkubationszeit und Inkubationskonzentration abhängig. Quantitativ ist die Depression in der Extraktionsperiode nach Harnstoff stärker als nach Glyzerin.
4. Die Reizzeit intensiviert den Glyzerinentzugseffekt. In einem bestimmten Bereich, der durch Inkubationskonzentration und Inkubationszeit definiert ist, werden signifikante Unterschiede in der Reaktion nachgewiesen. Längere Reizzeiten bewirken ausgeprägtere Depressionen.
5. Die Spannung des elektrischen Stimulus beeinflußt das kontraktile Verhalten des Gewebes – wie anhand von Variationen während der Extraktionsperiode gezeigt werden kann. Am Beginn und am Ende dieser Periode, während Abfall und Wiederanstieg der Kontraktionsamplitude, führt eine höhere Spannung zu einer Reduktion der Amplitudenhöhe. Während der Depression reaktiviert die höhere Spannung die mechanische Aktivität.
6. Die Effekte der Reizzeit – verglichen mit denen der Spannung – sind bei gleicher Tendenz quantitativ unterschiedlich. Der Einfluß der Spannung (20 V/50 V) ist intensiver als der Einfluß der Reizzeit (1 msec/10 msec).
7. „Zeit" ist eine wesentliche Komponente des Glyzerinmodells. Die Reaktion des Gewebes, die Änderung der Kontraktionsamplitude, sowohl auf – relativ langsame – osmotische Veränderungen (Glyzerinentzug), als auch auf – momentane – elektrische Veränderungen erfolgt verzögert und benötigt Zeit. Nur bei erloschener Reaktion des Gewebes – trotz gleichbleibender Stimulation – ist die Spannungserhöhung von einer hohen Initialamplitude begleitet.
8. Die Zugabe von Kalzium zum Bad im Glyzerinentzugseffekt führt zu einem zeitlich begrenzten Anstieg der Kontraktionsamplitude, der nach kurzen Inku-

bationszeiten in Höhe und Erscheinungszeit von der Kalziumkonzentration abhängt.

9. Zusatz von Kalzium zum Bad am Beginn der Extraktionsperiode führt zu einer Anhebung des Kurvenniveaus der Amplitude. Die Erscheinungszeit des Effektes ist kürzer und die Depression geringer.
10. Kalziumzusatz zum Gewebebad hebt den Entzugseffekt von Glyzerin qualitativ nicht auf und hat keinen Einfluß auf den Endverlauf der Kurve. Die Quotienten sind nach verschiedenen Kalziumkonzentrationen und Inkubationszeiten konstant.
11. Zusatz von Lanthan zum Bad am Beginn der Extraktionsperiode führt zu einer Senkung des Kurvenniveaus der Amplitude. Die Depression ist verstärkt, die Erscheinungszeit verlängert.
12. Lanthanzusatz zum Gewebebad intensiviert den Entzugseffekt von Glyzerin, verhindert aber nicht den Wiederanstieg der Amplitude. Der Einfluß auf den Endverlauf der Kurve des Amplitudenkurses hängt von der Lanthankonzentration ab.

C. Amplitudenreaktionen in Langzeitexperimenten

Da sich in Wiederholungen Einflüsse auf den Kurs der Amplitude addieren, scheinen fortlaufende Experimente besonders geeignet zu sein, geringe und sich langsam einstellende Veränderungen zu erfassen. Bei der Konstanz der Vorbedingung werden Grundzüge des kontraktilen Verhaltens des Gewebes sichtbar:

1. Während Glyzerininkubation tritt eine Reduktion der Höhe des Amplitudenverlaufes auf, die sich in wiederholten Experimenten gesetzmäßig ändert.
2. Während Glyzerinextraktion ist die gleiche Reduktion der Höhe des Amplitudenverlaufs sichtbar wie während Inkubation. Die Depression nach Glyzerinentzug nimmt ab und weicht zeitlich einem höheren Amplitudenniveau.
3. Die Depression, welche den Amplitudenkurs während Extraktion unterbricht, nimmt in Abhängigkeit von der Anzahl der vorangegangenen Experimente ab und endet nach wenigen Wiederholungen.
4. Die Abhängigkeit der Quotienten von der Vorbehandlung weist auf den dominierenden Einfluß von Inkubationskonzentration und Inkubationszeit.
5. Kalziumzusatz zum Gewebebad am Ende der Extraktionsperiode nach 15 Experimenten hat keinen aktivierenden Einfluß auf den kontraktilen Apparat.
6. Erhöhung der Spannung des elektrischen Stimulus am Ende der Extraktionsperiode nach 15 Experimenten führt zu sofortiger Reaktivierung der Kontraktionsamplitude.

II. Diskussion

A. Wirkungsmechanismus von Glyzerin-Inkubation und -Extraktion

Wenn man alle Ergebnisse zusammen betrachtet, so muß das Glyzerinmodell als komplexer multiphasischer Prozeß angesehen werden, der von verschiedenen Komponenten in unterschiedlicher Art und Weise und zu verschiedenen Zeiten beeinflußt wird. Die Reaktion der mechanischen Kontraktilität auf bestimmte elektrische und chemische Reize weist auf unterschiedliche Prozesse, die an den Mechanismen von Glyzerininkubation und Glyzerinextraktion beteiligt sind, wie Vorgänge von Ionisation, Molekularbewegungen, elektrischer Leitung, Osmose und Diffusion, Änderungen im Zellvolumen und ultrastrukturellen Beschädigungen, die mit katalytischen Effekten verschiedener Stoffe verbunden sind. Der Vorgang der elektromechanischen Koppelung basiert zumindest auf Ionisationsvorgängen. Er wird besonders durch aktiviertes Kalzium kontrolliert, das durch den elektrischen Stimulus ionisiert wird. Glyzerin greift in diese Vorgänge ein, indem es zu einer osmotischen, ionischen und kontraktilen Imbalance führt, während das Aktionssystem dazu tendiert, auf jeden Fall einen Ausgleich wiederherzustellen.

Schon während der Äquilibration setzt der elektrische Stimulus elektrolytische Prozesse in Gang. Inaktive Kalziummoleküle werden von Lagerstätten freigesetzt, aktiviert, polarisiert und dem kontraktilen Apparat zugeführt und entzogen. Sie ermöglichen so die normale Kontraktionsamplitude. Unter den konstanten Bedingungen der Äquilibration wird keine Änderung im Kurs der Kontraktilität gesehen. Während Inkubation und Extraktion werden die elektrolytischen Prozesse beibehalten.

In der Inkubation führt der Anstieg des osmotischen Druckes zu einem sehr schnellen Ausstrom intrazellulären Wassers (Osmose) verbunden mit einer langsamen Infiltration von Glyzerin (Diffusion). Ein neues osmotisches Gleichgewicht wird erreicht. Korrespondierend dazu werden geringere Ionisationsraten und Ionenbewegungen angenommen. Die Kontraktilität des Gewebes sinkt auf einen niedrigeren Wert ab. Während der Kalziumgehalt zunächst unverändert bleibt, steigt die Kalziumkonzentration des Gewebes an. Mit der mechanischen Reaktion führt der neue Gradient nun zu einem wirklichen Verlust austauschbaren Kalziums, der in aufeinanderfolgenden Experimenten einer konstanten Rate folgt (Porter-Sanders, Holland und Wassermann konstatieren einen reduzierten Gewebekalziumgehalt am Ende der Inkubation). Dieses transiente Kalzium kontrolliert die Aktion des kontraktilen Apparates auf dieselbe Art und Weise wie von außen hinzugeführtes Kalzium. Die Amplitudenhöhe steigt wieder an und führt zu einer vorübergehenden mechanischen Restauration. In dieser Phase (Inkubation) scheint die Reizzeit des elektrischen Stimulus ohne Einfluß zu sein. In der Tat erfolgt die Änderung von Polarisation – Depolarisation, die durch den Stimulus hervorgerufen wird, in so kurzer Zeit, daß eine Verlängerung (2 und 10 msec) der schon effektiven Reizzeit (1 msec) nicht imstande ist, einen zusätzlichen Effekt hervorzurufen. Andererseits kann elektrische Energie nicht verbraucht werden, da sonst längere Reizzeiten zu Änderungen des mechanischen Effektes führen müßten.

Während der Extraktion sieht man zuerst einen Anstieg der Amplitudenhöhe gefolgt von einem Abfall zu einer Depression. Es wird angenommen, daß Wasser sehr schnell in die Zelle eindringt, wo das visköse Glyzerin immer noch verbleibt. Das Zellvolumen vergrößert sich, die Kalziumkonzentration nimmt ab, die Ionenvorgänge werden beschleunigt. Die kontraktile Reaktion wird größer. Nach kurzer Zeit wird diese Aktion jedoch unterbrochen. Durch die schnelle Volumenzunahme bersten die Zellorganellen, Wasser wird herausgetrieben, welches austauschbare Kalziumionen mit auswäscht. Trotz vermehrter Ionisation wandern so aus der Zelle mehr Kalziumionen aus als aktiviert werden. Der Gewebekalziumgehalt ist während der Depression erniedrigt. Weniger Kalziumionen sind verfügbar, um den kontraktilen Apparat zu reaktivieren. Die Amplitudenhöhe nimmt ab, bis ein Steady state erreicht wird (Depression). Das transiente Kalzium kontrolliert auch hier die Aktion des kontraktilen Apparates wie von außen hinzugefügtes Kalzium. Die Amplitudenhöhe steigt zunächst langsam wieder an. In der Zwischenzeit sorgt der elektrische Stimulus für eine Anreicherung aktiven Kalziums, das nicht sofort durch die mechanische Kontraktion verbraucht wird. In einigen Fällen wird über längere Zeit keine Reaktion des Gewebes gesehen. Wie durch Erhöhung der Spannung gezeigt werden kann, gibt es in der Tat in diesem Zustand eine Aktivierung, die momentan zu einer hohen Kontraktionsamplitude führt. Wenn ein bestimmtes Verhältnis von aktivem zu inaktivem Kalzium wiederhergestellt ist, steigt die mechanische Amplitude schnell zu einer Höhe an, die größer ist als am Ende der Inkubation, aber geringer als am Ende der Äquilibration. Das konstante Verhältnis von Reäquilibration zu Inkubation bedeutet daher, daß eine bestimmte Kalziummenge während Inkubation verloren geht.

Die in den verschiedenen Phasen auftretenden Arrhythmien, auf die eingangs hingewiesen wurde, sind den gleichen Prinzipien unterworfen, die das Normalmodell bestimmen. Die Neuordnung der Gewebsverhältnisse in der Phase der Äquilibration/Reäquilibration kann durch Überorganisation bis zur Sensibilisierung des kontraktilen Apparates führen. Die Änderung der Verhältnisse während Inkubation und Extraktion bzw. bei Kalziumzusatz, die sich im Gewebe ungleichmäßig vollzieht, ist sui generis Ursache für arrhythmisches Verhalten.

B. Ergebnisse und Literatur

Die Ergebnisse sind vereinbar mit den Befunden anderer Untersucher. Dies wird an einzelnen Beispielen gezeigt.

Die Abhängigkeit der Effekte der Glyzerininkubation am kontraktilen Verhalten des Gewebes von der Inkubationskonzentration stützt die Befunde von YAMAGUCHI, MATSUSHIMA, FUJINO und NAGAI (1962). Sie zeigen, daß die verminderte mechanische Aktivität sogar im dehydrierten Zustand mit der Zeit zurückkehrt. Andererseits wird die Vorstellung von HOWARTH (1958) deutlich, daß der Abfall isometrischer Spannung im direkten Zusammenhang mit Änderungen in Ionenkonzentrationen in der Zelle steht, PORTER-SANDERS, HOLLAND und WASSERMANN (1969) finden die Spannungsabnahme mit einem Abfall im Gewebekalziumgehalt vergesellschaftet. Aus der Verbindung dieser zwei Tatsachen könnte man folgern, daß der Ausstrom von Wasser aus der Zelle, der von der Molarität des Außenmediums abhängt, mit dem Ausfluß von Kalzium vergesellschaftet ist. Während YAMAGUCHI u. Mitarb. zeigen können, daß während Glyzerininkubation nach anfänglicher Abnahme das Gewicht der Muskulatur gleich bleibt, verdeutlichen unsere Befunde einen Wiederanstieg und ein neues Einstellen der mechanischen Aktivität auf eine neue Höhe nach einem vorangehenden Minimum. Dieser Wiederanstieg der Kontraktionsspannung kann auf einer Freisetzung von Kalziumionen durch Glyzerin von intrazellulären Lagerstätten beruhen. Die Beobachtung von MASHIMA (1959), daß Koffein Kontraktionen im Muskelgewebe sogar in hypertonischer Ringerlösung produziert, bestärkt diese Annahme.

Die Entkoppelung von Erregung und Kontraktion, die dem Entzug von Glyzerin oder Harnstoff folgt, hängt von der geringen Penetrationsgeschwindigkeit dieser Stoffe ab (HOWELL, 1969). Die Abhängigkeit der Effekte von Glyzerininkubation und Glyzerinentzug von der Inkubationskonzentration und Inkubationszeit bestätigt die Annahme eines osmotischen Phänomens. Nach KROLENKO und ADAMJAN (1967) ist im Skelettmuskel beim Frosch die Penetrationsrate von Glyzerin größer als die von Harnstoff. Im unterschiedlichen dynamischen Verhalten der Kontraktionsamplitude, schnellerer Rückgang der Amplitudenhöhe während Inkubation mit Glyzerin und geringer ausgeprägter Entzugseffekt im Vergleich zu Harnstoff, spiegelt sich dieser Befund in unseren Ergebnissen wieder.

PORTER-SANDERS, HOLLAND und WASSERMANN zeigen, daß der Zusatz von Kalzium während der Depression der Amplitude zu einer unmittelbaren Aktivierung des kontraktilen Verhaltens führt. Diese Aktivierung ist nach kurzen Inkubationszeiten in Höhe und Erscheinungszeit von der Kalziumkonzentration abhängig. Bedeutsam scheint jedoch, daß der weitere Verlauf der Aktivitätskurve unbeeinflußt bleibt. Ein ähnliches Verhalten tritt bei Kalziumzusatz am Beginn der Extraktionsperiode auf. Zusatz von Kalzium während der Inkubationsperiode führt ebenfalls zu einem kurzfristigen Anstieg der Amplitudenhöhe. Der Endverlauf des Amplitudenkurses ist jedoch regelhaft niedriger als der Kontrollkurs.

Radioautographische Techniken zeigen an, daß Lanthan nur den Extrazellulärraum besetzt und in ionisierter Form nicht in das Zellinnere eindringt (LASZLO, EKSTEIN, LEVIN und STERN, 1952). VAN BREEMEN (1969) zeigt, daß Lanthan imstande ist, die Kalziumbewegung durch die Zellmembran zu blockieren. Die Beobachtung von WEISS (1970) am Sartoriusmuskel des Frosches deutet darauf hin, daß Lanthan an einigen oberflächennahen Stellen der Muskelfaser und den Membranen der querverlaufenden Tubuli (T-Tubuli) agiert, dort Kalzium verdrängt und Spannungsentwicklungen sowie Ionenbewegungen verhindert, die mit diesen Membranen verbunden sind. Unsere Ergebnisse, daß Zusatz von Lanthan während Glyzerinentzug die Depression der Kontraktionsspannung verstärkt, bestätigen die Befunde von WEISS. Darüber hinaus wird eine bleibende Depression in der Kontraktionsamplitude am Ende einer Stunde nach Glyzerinextraktion gefunden, die von der Lanthankonzentration abhängt. Die Unterschiede in der Wirkung von Kalzium und Lanthan auf die Kontraktilität nach 60 Extraktionsminuten deuten möglicherweise auf einen zweiten kalziumabhängigen Prozeß im Mechanismus des Glyzerinentzugseffektes hin, der ebenfalls von Lanthan beeinflußt wird.

1957 zeigen HODGKIN und HOROWICZ am Skelettmuskel des Frosches, daß in hypertonischen NaCl-Lösungen die mechanische Aktivität abnimmt, während immer noch ein normales Aktionspotential verbreitet wird. HOWARTH (1958) stellt die gleichen Effekte fest, indem er den osmotischen Druck durch Kochsalz oder Zucker (sucrose) erhöht. HOWELL (1969) beschreibt den Glyzerinentzugseffekt. In hypertonischer Glyzerin-Ringer-Lösung zeigen YAMAGUCHI, MATSHUSHIMA, FUJINO und NAGAI (1962), daß die Erregbarkeit der Zellmembran normal bleibt, obwohl sich die Muskelfasern nicht kontrahieren. Während Glyzerinentzug finden KUTSCHA, PAUSCHINGER und BRECHT (1963) bei elektrischen Messungen einen progressiven Abfall des Ruhepotentials. Darüber hinaus sehen DUCKLES und JENSEN (1970) einen Rückgang der Amplitudenhöhe des Aktionspotentials, eine Verminderung seiner Anstiegssteilheit sowie eine Verlangsamung seiner Überleitungsgeschwindigkeit gleichzeitig mit dem mechanischen Spannungsabfall auftreten. Mit Restauration der Amplitude sind diese Vorgänge reversibel. Unsere Ergebnisse zeigen ein regelhaftes Verhalten in der Beziehung zwischen Kontraktilität des Gewebes und dem elektrischen Stimulus. Obwohl es keine Kontraktion ohne Stimulus gibt, so sind doch umgekehrt Zustände ohne Kontraktion trotz Stimulation bekannt. Es könnte daraus geschlossen werden, daß der elektrische Stimulus von zweitrangiger Bedeutung sei. Wir halten im Gegenteil die elektrische Komponente für äußerst wesentlich. Dies wird besonders in den Perioden deutlich, in denen auf den elektrischen Reiz zeitweise keine meachnische Antwort erfolgt. Nicht zuletzt denken wir an die Tatsache, daß die mechanische Reaktion überhaupt ausbleibt, wenn die Zeit ohne Stimulation während der Präparation zu lang wird.

PORTER-SANDERS, HOLLAND und WASSERMANN (1969) finden einen geringen Verlust an Kalzium aus Vorhofsmuskulatur nach Inkubation in Glyzerin und einen großen Verlust aus Vorhöfen, die nach Glyzerinentzug zu schlagen aufhören. Darüber hinaus zeigen HOLLAND und PORTER (1969), daß eine Mobilisation austauschbaren Kalziums nach Gabe von Strophantin-g einem Anstieg in der Kontraktionsspannung parallel verläuft. Danach kann angenommen werden, daß jede Änderung der kontraktilen Amplitude mit einer Änderung im Gewebekalziumgehalt vergesellschaftet ist. Das funktionelle Verhalten gesetzmäßiger Verhältnisse über den Verlauf konstanter Wiederholungen von Experimenten unterstützt die Theorie, daß Änderungen der mechanischen Aktivität auf Änderungen von Kalziumkonzentrationen im Reaktionssystem beruhen. Durch die Art der vorliegenden Analyse wird deutlich, daß der Verlauf der kontraktilen Amplitude durch verschiedene unterschiedliche Bewegungen im zugrundeliegenden System determiniert ist. Danach folgt sowohl der Glyzerineffekt als auch der Glyzerinentzugseffekt unterschiedlichen Mechanismen.

Während Glyzerininkubation geht, parallel zu einem Gewichtsverlust, der ein Ausströmen von Wasser zum Extrazellulärraum wiederspiegelt, die mechanische Aktivität schnell auf ein Minimum zurück. Während das Gewicht nach der Abnahme konstant bleibt, steigt die mechanische Aktivität zu einem neuen Maximum an, das, über längere Zeit gesehen, sich bei einer Höhe einpendelt, die dem ersten Minimum entspricht. Nach Vorarbeiten von HOLLAND und Mitarbeitern korrespondiert dieses Maximum nach Wiederanstieg zeitlich mit dem Ende der Glyzerinaufnahme. Der Kurs des Verhältnisses der Amplitudenhöhe nach Restauration und der Höhe beim Minimum zeigt in aufeinanderfolgenden Experimenten einen geringen Anstieg. Dagegen ist der Verlauf des Verhältnisses der Amplitudenhöhe nach Äquilibration und nach Restauration in aufeinanderfolgenden Experimenten konstant. Während Glyzerinentzug nimmt nach kurzem Anstieg die Amplitudenhöhe wieder ab. Sie erreicht ein Minimum und steigt dann wieder zu neuer Höhe an. Der Verlauf des Verhältnisses, abgeleitet von der Amplitudenhöhe nach Inkubation und der Höhe im Minimum der Depression, zeigt im Verlauf einiger Wiederholungen einen exponentiellen Abfall. In den daran anschließenden Experimenten bleibt er bei konstanter Höhe. Es kann daher angenommen werden, daß ein Verlust von Kalziumionen auftritt. Der Verlust dieser Ionen folgt demnach ebenfalls einem exponentiellen Abfall, um dann konstant zu bleiben. Wahrscheinlich spiegelt sich darin der Verlauf der Zerstörungen an den Ultrastrukturen wieder, der nach einigen Wiederholungen vollständig ist. Der Verlauf des Verhältnisses, abgeleitet von der Amplitudenhöhe nach

Äquilibration und Inkubation, ist alle aufeinanderfolgenden Experimente hindurch konstant. Es wird daher angenommen, daß die Kalziumionen in einer bestimmten Rate freigesetzt werden, die von der Konzentration des Kalziums in den Lagerstätten der Zellen abhängt.

Morphologische Studien ergeben, daß die Änderung der Kontraktionsspannung, die durch Glyzerinentzug hervorgerufen wird, mit Schädigungen von Ultrastrukturen parallel verläuft. Wie von HOWELL (1969) und PORTER-SANDERS, HOLLAND und WASSERMANN (1969) gezeigt werden kann, sind diese Schäden nicht Folgen der Inkubation durch Glyzerin sondern des Entzugs von Glyzerin. HOWELL glaubt, daß die schädigenden Einflüsse des Glyzerinentzuges auf osmotischen Gradienten beruhen. Weil Glyzerin langsam in die Zellen eindringt und sie auch langsam wieder verläßt, ist anzunehmen, daß durch eine Verlängerung der Inkubationszeit oder eine Erhöhung der Inkubationskonzentration eine größere Glyzerinmenge während Inkubation in die Zelle gelangt, um darauf bei Extraktion einen größeren Konzentrationsgradienten hervorzurufen. Dieser Gradient bewirkt, daß Wasser schneller in die Zelle eindringen als Glyzerin die Zelle verlassen kann. Ein Schwellen von Zellorganellen und ein Anwachsen des Intrazellulärraumes sind die Folgen. Die Änderung in den Mitochondrien kann für den Abfall des Gewebekalziumgehaltes verantwortlich sein, der von PORTER-SANDERS und Mitarbeitern berichtet wird. Wegen seiner leichten Zugänglichkeit zur extrazellulären Flüssigkeit kann sich Glyzerin, das sich im System der querverlaufenden Tubuli (T-Tubuli) befindet, schneller mit dem Außenmedium reäquilibrieren als das im Zytoplasma vorhandene Glyzerin. Die Ausdehnung und Verteilung der T-Tubuli im Kaninchenvorhof ist immer noch unklar. Wenn man annimmt, daß das System der T-Tubuli bei Kaninchen ähnlich dem anderer Säugetiere ist, wie zum Beispiel dem der Ratte (FORSSMANN und GIRDIER, 1970), so werden die meisten Vorhofzellen entweder fehlende oder wenig entwickelte Systeme von T-Tubuli haben. Die Reäquilibration wird deshalb auf dem Wege der T-Tubuli nicht schnell genug sein, um das Glyzerin zu entfernen, bevor sich ein Konzentrationsgradient zwischen Zytoplasma und extrazellulärer Flüssigkeit entwickelt. Die ultrastrukturellen Veränderungen, die zeitlich zuerst beobachtet werden (SCHMIDT, WILKES und HOLLAND, 1972), sind beginnende mitochondriale Desintegrationen und Schwellungen des sarkoplasmatischen Retikulums. Danach folgen Schwellungen und/oder Zerreißungen von T-Tubuli. Im Gegensatz dazu beobachten NIEMEYER und FORSSMANN (1971) an Ventrikelmuskulatur bei der Ratte zwar ein Schwellen aber kein Zerreißen der T-Tubuli, sogar nach Entzug von einer Glyzerinkonzentration von 1000 mM. Dies mag auf einer unterschiedlichen Entwicklung von T-Tubuli in Vorhof- und Ventrikelmuskulatur zurückzuführen sein. Das reversible Verhalten der Kontraktionsspannung nach Glyzerinentzug von 60 min ist nicht mit einer Wiederherstellung der zerstörten Ultrastrukturen verbunden. Daraus läßt sich schließen, daß nicht alle T-Tubuli geborsten sind und noch eine gewisse Verbindung mit dem Zelläußeren besteht. Wenn Gewebe nach einer Vorbehandlung von 2 min mit einer 600 mM Glyzerinkonzentration in Ringerlösung mit hohem Kalziumgehalt extrahiert wird, kann man das Schwellen der Mitochondrien und eine Reintegration der Cristae auf eine Kalziumaufnahme beziehen. Der mit der Zeit erfolgende Rückgang der mechanischen Spannung auf Kontrollhöhe indiziert dann, daß das in den Mitochondrien abgelagerte Kalzium nicht zur Aufrechterhaltung der Kontraktionsspannung benötigt wird. Die Unterdrückung der Kontraktionsspannung und das Fehlen von Zerstörungen an den Mitochrondrien bei Extraktion nach einer Vorbehandlung von 2 min in einer 600 mM Glyzerinkonzentration in Ringer-Locke-Lösung, die eine 1 mM $LaCl_3$ Konzentration enthält, zeigt ferner, daß Lanthan oberflächennah wirkt und Spannungsänderungen sowie Ionenbewegungen blockiert.

Untersuchungen von Bianchi und Shanes (1959); Shanes (1961); Niedergerke (1959); Winegrad und Shanes (1962) haben gezeigt, daß markiertes Kalzium während der Membrandepolarisation ins Faserinnere eindringt und den Kontraktionsprozeß in Gang bringt. Nach Schildberg und Fleckenstein (1965) tritt auch die kalziumionenbedingte Aktivierung der Spaltung von energiereichem Phosphat erst in Abhängigkeit von den bioelektrischen Erregungsvorgängen ein. Danach sollen die Vorräte an energiereichem Phosphat um so tiefer absinken, je höher die extrazelluläre Kalziumkonzentration und die Reizfrequenz gewählt werden. Die Autoren nehmen an, daß hierdurch die Kreatinphosphorbestände des Myokards unter Umständen rasch bis zur Insuffizienzgrenze gesenkt werden, insbesondere durch hohe extrazelluläre Kalziumkonzentrationen (17,3 bzw. 34,6 mM). – Wie aber verhält sich das zu einem unserer bisher nicht erklärten Befunde? – Wenn im Experiment nach 15 Wiederholungen in 31 Stunden eine Nullinie den totalen Aktivitätsverlust anzeigt und hohe extrazelluläre Kalziumkonzentrationen (14,4 bis 26,4 mM) nicht die geringste mechanische Änderung andeuten, so könnte das zweifelsohne als Erschöpfung der Kreatinphosphatbestände gedeutet werden. Eine Reaktion auf äußere Reize ist nicht mehr zu erwarten. Die Kontraktilität ist dem Energieverlust erlegen!? – In diesem Zustand gelingt es relativ einfach durch Erhöhung der Spannung des elektrischen Stimulus deutliche Amplitudenzüge hervorzurufen. Die Frage nach dem Wesen der elektromechanischen Koppelung, die als Energieproblem verständlich war, wird damit neu gestellt.

Literatur

APRIL, E., P. BRANDT, J. REUBEN, H. GRUNDFEST: Effect of ionic strength on muscle contraction. Nature (London) *220*: 182 (1968).

AXELSSON, J., S. THESLEFF: Activitation of the contractile mechanism in striated muscles. Acta physiol. scand. *44*: 55–66 (1958).

BAILEY, L. E., S. D. ONG, G. M. QUEEN: Calcium movement during contraction in the cat heart. J. Mol. Cell. Cardiol. *4*: 121–138 (1972).

BÁRÁNY, M., K. BÁRÁNY, W. TRAUTWEIN: Hemmung der Aktin-L-Myosin Interaktion in lebenden und extrahierten Muskeln durch Urea. Biochim. biophys. Acta (Amst.) *45*: 317–335 (1960).

BAY, E. B., F. C. MCLEAN, A. B. HASTINGS: Electrical and mechanical changes in isolated heart following changes in calcium content of perfusing fluid. Proc. Soc. exp. Biol. (N.Y.) *30*: 1346 (1933).

BIANCHI, C. P., A. M. SHANES: Calcium influx in skeletal muscle at rest during activity, and during potassium contracture. J. gen. Physiol. *42*: 803–815 (1959).

BIANCHI, C. P.: The effect of caffeine on radiocalcium movement in frog Sartorius. J. gen. Physiol. *44*: 845–858 (1961).

BIEDERMANN, W.: Elektrophysiologie. Jena 1895.

BOGUE, I. Y., R. MENDEZ: The mechanical and electrical response of the frog's heart. J. Physiol. (London) *67*: 31 (1929).

BOZLER, E.: Osmotic effects and diffusion of nonelectrolytes in muscle. Amer. J. Physiol. *197*: 505–510 (1959).

BOZLER, E.: Distribution of nonelectrolytes in muscle. Amer. J. Physiol. *200*: 651–655 (1961).

BOZLER, E.: Electrolytes and osmotic balance of muscle in solutions of non-electrolytes. Amer. J. Physiol. *200*: 656–657 (1961).

BRADY, A. J.: The three element model of muscle mechanics: its applicability to cardiac muscle. Physiologist *10*: 75–86 (1967).

CARVALHO, A. P., B. LEO: Effects of ATP on the interaction of Ca^{++}, Mg^{++} and K^{+} with fragmented sarcoplasmic reticulum isolated from rabbit skeletal muscle fibres. J. gen. Physiol. *50*: 1327–1352 (1967).

CONSTANTIN, L. L., C. FRANZINI-ARMSTRONG, R. J. PODOLSKY: Localization of calcium-accumulating structures in striated muscle fibers. Science *147*: 158–160 (1965).

CONWAY, E. J., F. KANE: Diffusion rates of anions and urea through tissues. Biochem. J. *28*: 1769–1783 (1934).

COOKE, E.: Experiments upon the osmotic properties of the living frog's muscle. J. Physiol. (London) *23*: 137–149 (1898).

DE BURGH DALY, I., A. J. CLARK: The action of ions upon the frog's heart. J. Physiol. (London) *54*: 367 (1921).

DOGGENWEILER, C. F., S. FRENK: Staining properties of lanthanum on cell membranes. Progr. nat. Acad. Sci. (Wash.) *53*: 425–430 (1965).

DUCKLES, C. S., R. A. JENSEN: The effects of glycerol on atrial membrane potentials. Pharmacologist *12*: 266 (1970).

EBASHI, S., F. LIPPMANN: Adenosine triphosphate-linked concentration of calcium ions in a particulate fraction of rabbit muscle. J. Cell. Biol. *14*: 389–400 (1961).

EISENBERG, R. S., P. W. GAGE: Frog skeletal muscle fibers; changes in electrical properties after disruption of transverse tubular system. Science *158*: 1700–1701 (1967).

EISENBERG, B., R. S. EISENBERG: Transverse tubular system in glycerol treated skeletal muscle. Science *160*: 1243–1244 (1968).

EISENBERG, B., R. S. EISENBERG: Selective disruption of the sarcotubular system in frog Sartorius muscle. J. Cell. Biol. *39:* 451–467 (1968).

ERNST, E.: Untersuchungen über Muskelkontraktion. III. Durchströmungsversuche. Pflügers Arch. ges. Physiol. *213*: 133 (1926).

FANBURG, B., R. M. FINKEL, A. MARTONOSI: The role of calcium in the mechanism of relaxation of cardiac muscle. J. biol. Chem. *239*: 2298 (1964).

FAWCETT , E. W.: The sarcoplasmic reticulum of skeletal and cardiac muscle. Circulation *24*: 336–348 (1961).

FLECKENSTEIN, A., W. SCHWOERER, J. JANKE: Parallele Beeinflussung der mechanischen Spannungsentwicklung und der Spaltung von energiereichem Phosphat bei der Kaliumkontraktur des Froschrectus in Lösungen mit variiertem K^+- und Ca^{++}-Gehalt. Pflügers Arch. ges. Physiol. *273*: 483–498 (1961).

FLECKENSTEIN, A.: Metabolic aspects of the excitation-contraction coupling. In: J. F. HOFFMANN (ed.): The cellular functions of membrane transport, Symposium of the Society of General Physiologists, Woods Hole, Massachusetts, September 4–7 (1963). Prentice Hall, Inc. Englewood Cliffs, New Jersey.

FLECKENSTEIN, A.: Die Bedeutung der energiereichen Phosphate für Kontraktilität und Tonus des Myokards. Verh. dtsch. Ges. inn. Med. *70*: 81 (1964).

FORSSMANN, W. G., L. GIRARDIER: Untersuchungen zur Ultrastruktur des Rattenherzmuskels mit besonderer Berücksichtigung des sarcoplasmatischen Retikulum. Z. Zellforsch. *72*: 249 (1966).

FORSSMANN, W. G., L. A. GIRARDIER: A study of T system in rat heart. J. Cell. Biol. *44*: 1–19 (1970).

FRANK, G. B.: Inward movement of calcium as a link between electrical and mechanical events in contraction. Nature (London) *182*: 1800–1801 (1958).

FREYGANG, W. H., S. I. RAPOPORT, L. D. PEACHEY: Some relations between changes in the linear electrical properties of striated muscle fibers and changes in ultrastructure. J. gen. Physiol. *50*: 2437 (1967).

FUJINO, M., T. YAMAGUCHI, K. SUZUKI: “Glycerol effect” and the mechanism linking excitation of the plasma membrane with contraction. Nature *192*: 1159–1161 (1961).

GAGE, P. W., R. S. EISENBERG: Action potentials without contraction in frog skeletal muscle fibers with disrupted transverse tubules. Science *158*: 1702–1703 (1967).

GERSMEYER, E. F., W. C. HOLLAND: Effect of heart rate on action of ouabain on Ca exchange in guinea-pig left atria. Amer. J. Physiol. *205*: 795–798 (1963).

GOFMANN, J. W.: Studies with colloids containing radioisotopes of yttrium, zirconium, columbium and lanthanum. I. The chemical principles and methods involved in preparation of colloids of yttrium, zirconium, columbium and lanthanum. J. Lab. clin. Med. *34*: 297–304 (1949).

GORDON, A. M., R. E. GODT: Some effects of hypertonic solutions on contraction and excitation-contraction coupling in frog skeletal muscles. J. gen. Physiol. *55*: 254–275 (1970).

GOVIER, W. C., W. C. HOLLAND: Effects of ouabain on tissue calcium exchange in pacemaker of turtle heart. Amer. J. Physiol. *207*: 195–198 (1964).

GROSSMANN, A., R. F. FURCHGOTT: The effects of frequency of stimulation and calcium concentration on Ca^{45} exchange and contractility on the isolated guineapig auricle. J. Pharmacol. exp. Ther. *14* : 120–130 (1964).

GROSSMANN, A., R. F. FURCHGOTT: The effects of various drugs on calcium exchange in the isolated guinea-pig left auricle. J. Pharmacol. exp. Ther. *145*: 162–172 (1964).

HASSELBACH, W.: Die Umwandlung von Aktomyosin-ATPase in l-Myosin-ATPase durch Aktivatoren und die resultierenden Aktivierungseffekte. Z. Naturforsch. *7*: 163 (1952).

HASSELBACH, W., A. WEBER: Models for the study of the contraction of muscle and of cell protoplasm. Pharmacol. Rev. *7*: 97–117 (1955).

HASSELBACH, W., M. MAKINOSE: Die Calciumpumpe der „Erschlaffungs-Grana“ des Muskels und ihre Abhängigkeit von der ATP-Spaltung. Biochem. Z. *333*: 518–528 (1961).

HERZ, R., A. WEBER: Caffeine inhibition of Ca uptake by muscle reticulum. Fed. Proc. *24*: 208 (1965).

HILL, D. K.: Tension due to interaction between the sliding filaments in resting striated muscle, the effect of stimulation. J. Physiol. (London) *199*: 637 (1968).

HIRAMOTO, Y.: Fine structure of rabbit cardiac muscle with special reference to myofibrils and sarcoplasmic reticulum. Jap. Circulat. J. *31*: 1543–1550 (1967).

HODGKIN, A.: The ionic basis of electrical activity in nerve and muscle. Biol. Rev. *62*: 339 (1951).

HODGKIN, A. S., P. HOROWICZ: The differential action of hypertonic solutions on the twitch and action potential of a muscle fibre. J. Physiol. *136*: 17–18 (1957).

HODGKIN., A. S., P. HOROWICZ: The effect of sudden changes in ionic concentration on the membrane potential of single muscle fibres. J. Physiol. *153*: 370–385 (1960).

HOLLAND, W. C.: Effect of heart rate and ouabain on action of calcium on atrial contractions. Amer. J. Physiol. *211*: 1214–1218 (1966).

HOLLAND, W. C., M. T. PORTER: Pharmacological effects of drugs on excitation-contraction coupling in cardiac muscle. Fed. Proc. *28*: 1663–1669 (1969).

HOWARTH, J. V.: The effect of hypertonic solutions on the velocity of shortening of the frog's Sartorius. J. Physiol. *137*: 23–24 (1957).

HOWARTH, J. V.: The behaviour of frog muscle in hypertonic solutions. J. Physiol. *144*: 167–175 (1958).

HOWELL, J. N., D. J. JENDEN: T-tubules of skeletal muscle: morphological alterations which interrupt excitation-contraction coupling. Fed. Proc. *26*: 553 (1967).

HOWELL, J. N.: A lesion of the transverse tubules of skeletal muscle. J. Physiol. *201*: 515–533 (1969).

HUXLEY, A. F., R. E. TAYLOR: Local activation of striated muscle fibers. J. Physiol. *144*: 426 (1958).

HUXLEY, A. F.: Local activation of muscle. Ann. N. Y. Acad. Sci. *81*: 446–452 (1959).

ISHIKO, N., M. SATO: The effect of calcium ions on electrical properties of striated muscle fibres. Jap. J. Physiol. *7*: 51–63 (1957).

KAHN, J. B., Jr. E. EAKIN, D. E. LEVI: Effect of ouabain and calcium on potassium balance of isolated guinea-pig ventricle. Amer. J. Physiol. *203*: 1130–1134 (1962).

KLAUS, W., H. LÜLLMANN: Calcium als intracelluläre Überträgersubstanz und die mögliche Bedeutung dieses Mechanismus für pharmacologische Wirkungen. Klin. Wschr. *42*: 253–259 (1964).

KLEIN, R. L., W. C. HOLLAND: Transmembrane potentials and fluxes in isolated rabbit atria. Amer. J. Physiol. *196*: 1292–1296 (1959).

KOLTHOFF, I. M., R. ELMQUIST: Quantitative determination of lanthanum by precipitation as the oxalate or as hydroxide and the higher oxide formation of lanthanum. J. Amer. chem. Soc. *53*: 1225 (1931).

KROLENKO, S. A., S. J. ADAMJAN: Permeability of muscle fibres to nonelectrolytes. Cytology (USSR) *9*: 185–192 (1967).

KROLENKO, S. A., S. J. ADAMJAN, N. E. SHWINKA: Vacuolization of skeletal muscle fibres. I. Vacuolization after efflux of low molecular non-electrolytes. Cytology (USSR) *9*: 1346–1353 (1967).

KROLENKO, S. A.: Changes in the T system of muscle fibers under the influence of influx and efflux of glycerol. Nature (London) *221*: 966–968 (1969).

KUTSCHA, W., P. PAUSCHINGER, K. BRECHT: Zur Frage der Interaktionshemmung von Harnstoff und Thioharnstoff am lebenden tonischen und phasischen Skelettmuskel. Pflügers Arch. ges. Physiol. *277*: 194–206 (1963).

LANGER, G. A.: Ion fluxes in cardiac excitation and contraction and their relation to myocardial contractility. Physiol. Rev. *48*: 708–757 (1968).

LASZLO, D., D. M. EKSTEIN, R. LEWIN, K. G. STERN: Biological studies on stable and radioactive rare earth compounds. I. On the distribution of lanthanum in the mammalian organism. J. nat. Cancer Inst. *13*: 559–571 (1952).

LEGATO, M. J., D. SPIRO, G. A. LANGER: Ultrastructural alterations produced in mammalian myocardium by variation in perfusate ionic composition. J. Cell. Biol. *7*: 1–12 (1968).

LEGATO, M. J., G. A. LANGER: The subcellular localization of calcium ion in mammalian myocardium. J. Cell. Biol. *41*: 401–423 (1969).

Levy, S. I.: The rare earths. Longmans, Green & Co., Inc., New York 1915.

Lindner, E.: Die submikroskopische Morphologie des Herzmuskels. Z. Zellforsch. *45*: 702 (1957).

Locke, F. S., O. T. Rosenheim: Contributions to the physiology of the isolated heart. J. Physiol. *6*: 205–220 (1907).

Lüllmann, H., W. C. Holland: Influence of ouabain on an exchangeable calcium fraction, contractile force, and resting tension of guinea-pig atria. J. Pharmacol. exp. Ther. *1[illegible]7*: 186–192 (1962).

Lüttgau, H. C., R. Niedergerke: The antagonism between Ca and Na ions on the frog's heart. J. Physiol. (London) *143*: 486–505 (1958).

Martonosi, A., R. Feretos: Sarcoplasmic reticulum. I. The uptake of Ca^{++} by sarcoplasmic reticulum fragments. J. Biol. Chem. *239*: 648 (1964).

Mashima, H.: On the excitation-contraction coupling in the skeletal muscle. Med. Jap. *5*: 333–340 (1959).

Mines, G. R.: On functional analysis by the action of electrolytes. J. Physiol. *46*: 188–205 (1913).

Mizuno, S., K. Araya, A. Takahashi: An electron microscopic study of cardiac muscular tissue. Jap. Circulat. J. *28*: 306–310 (1964).

Nayler, W. G.: Influence of hypertonic solutions on ventricular contractile activity. Amer. J. Physiol. *201*: 682–686 (1961).

Nayler, W. G.: The significance of calcium ions in cardiac excitation and contraction. Amer. Heart. J. *65*: 404–411 (1963).

Nayler, W. G.: Calcium exchange in cardiac muscle: A basic mechanism of drug action. Amer. Heart J. *73*: 379–394 (1967).

Nelson, D. A., E. S. Benson: On the structural continuities of the transverse tubular system of rabbit and human myocardial cells. J. Cell. Biol. *16*: 297–313 (1963).

Niedergerke, R.: Local muscular shortening by intracellular applied calcium. J. Physiol. (London) *128*: 12 (1955).

Niedergerke, R.: The potassium chloride contracture of the heart and its modification by calcium. J. Physiol. *134*: 584–599 (1956).

Niedergerke, R.: The rate of action of calcium ion on the contraction of the heart. J. Physiol. (London) *136*: 506–515 (1957).

Niedergerke, R.: Calcium and the activation of contraction. Experientia *15*: 128–130 (1959).

Niedergerke, R.: Movements of Ca in frog heart ventricles at rest and during contractures. J. Physiol. (London) *167*: 515–550 (1963).

Niedergerke, R.: Movements of Ca in beating ventricles of the frog heart. J. Physiol. (London) *167*: 551–580 (1963).

Niedergerke, R., R. K. Orkand: The dual effect of calcium on the action potential of the frog's heart. J. Physiol. (London) *184*: 291–311 (1966).

Niemeyer, G., W. G. Forssmann: Comparison of glycerol treatment in frog skeletal muscle and mammalian heart. An electrophysiological and morphological study. J. Cell. Biol. *50*: 288–299 (1971).

Oelkers, H. A., E. Vincke: Zur Pharmakologie der seltenen Erden; Wirkung auf das Blutbild. Naunyn-Schmiedeberg's Arch. exp. Path. Pharmak. *188*: 53–63 (1938).

Overton, E.: Beiträge zur allgemeinen Muskel- und Nervenphysiologie. Pflügers Arch. ges. Physiol. *92*: 115–280 (1902).

Pauschinger, P.: Über die Beeinflussung von Kontrakturen langsamer (tonischer) und schneller (phasischer Skelettmuskel durch Calcium). Pflügers Arch. ges. Physiol. *72*: 43–44 (1960).

Podolsky, R. J., H. Sugi: The influence of external hypertonic solutions on the contractile mechanism of skeletal muscle fibers. J. gen. Physiol. *50*: 2496 (1967).

Porter-Sanders, M. T., W. C. Holland, O. Wassermann: Effect of glycerol on atrial contractions and ultrastructure. Arch. int. Pharmacodyn. *182*: 112–120 (1969).

Ringer, S.: A further contribution regarding the influence of the different constituents of the blood on the contraction of the heart. J. Physiol. (London) *4*: 29–42 (1883).

RINGER, S.: A third contribution regarding the influence of the inorganic constituents of the blood on the ventricular contraction. J. Physiol. (London) *4*: 222–225 (1883).

RÖTTCHER, M., R. W. STRAUB: Zur Hemmung der Muskelkontraktion durch Urea. Pflügers Arch. ges. Physiol. *277*: 207–213 (1963).

SANDOW, A.: Excitation-contraction coupling in skeletal muscle. Pharmacol. Rev. *17*: 265–320 (1965).

SCHILDBERG, F. W., A. FLECKENSTEIN: Die Bedeutung der extracellulären Calciumkonzentration für die Spaltung von energiereichem Phosphat in ruhendem und tätigem Myokardgewebe. Pflügers Arch. ges. Physiol. *283*: 137–150 (1965).

SCHMIDT, E., W. C. HOLLAND: Effects of hypertonic solutions of glycerol on left atrial contractions. Fed. Proc. *30*: 394 (1971).

SCHMIDT, E., A. B. WILKES, W. C. HOLLAND: Effects of various glycerol or urea concentrations and incubation times on atrial contractions and ultrastructure. J. Mol. Cell. Cardiol. *4*: 113–120 (1972).

SCHMIDT, E., A. B. WILKES, W. C. HOLLAND: Effects of calcium and lanthanum on glycerol removed rabbit atria. Europ. J. Pharmacol. *18*: 309–315 (1972).

SCHMIDT, E.: Pharmakodynamische Wirkungen spezieller hypertonischer Lösungen auf die Kontraktilität des Herzmuskels unter besonderer Berücksichtigung der Effekte des elektrischen Stimulus. Habilitationsschrift, Münster 1973.

SEIDEL, J. C., J. GERGELY: Studies on myofibrillar adenosine triphosphatase with calcium-free adenosine triphosphate. J. biol. Chem. *238*: 3648 (1963).

SEKUL, A. A., W. C. HOLLAND: Effect of ouabain on Ca^{45} entry in quiescent and electrically driven rabbit atria. Amer. J. Physiol. *199*: 475–459 (1960).

SHANES, A. M.: Calcium influx in frog rectus abdominis muscle at rest and during potassium contracture. J. cell. comp. Physiol. *57*: 193 (1961).

SIMPSON, F. O.: The transverse tubular system in mammalian myocardial cells. Amer. J. Anat. *117*: 1–17 (1965).

STEGGERDA, F. R.: Effects of water content on muscular efficiency. Proc. Soc. exp. Biol. (N.Y.) *24*: 915–916 (1927).

STEN-KNUDSEN, O.: Is muscle contraction initiated by internal current flow? J. Physiol. *151*: 363–384 (1960).

SZENT- GYÖRGYI, A.: Chemistry of muscular contraction. 2nd ed. Academic Press, New York 1951.

TIGYI, J., F. SHIH-FANG: The effect of hypertonic solution on the contraction, resting- and action potential of the muscle-fibre. Acta physiol. Acad. Sci. hung. *22*: 293 (1962).

VAN BREEMEN, C., E. E. DANIEL: The influence of high potassium depolarization and acetylcholine on calcium exchange in rat uterus. J. gen. Physiol. *49*: 1299–1317 (1966).

VAN BREEMEN, C.: Blockade of membrance calcium fluxes by lanthanum in ralation to vascular smooth muscle contractility. Arch. int. Physiol. *77*: 710–716 (1969).

WASSERMANN, O., W. C. HOLLAND: Effects of calcium and ouabain on atrial contractions. Arch. int. Pharmacodyn. *189*: 213–220 (1971).

WEBER, A., S. WINICUR: The role of calcium in the superprecipitation of actomyosin. J. biol. Chem. *236*: 3198 (1961).

WEBER, A., R. HERZ: The binding of calcium to actomyosin systems in relation to their biological activity. J. biol. Chem. *238*: 599 (1963).

WEIDMANN, S.: Effect of increasing the Ca^{++} concentration during a single heart beat. Experientia *15*: 128 (1959).

WEISS, G. B., F. R. GOODMAN: Effects of lanthanum on contraction, calcium distribution and Ca^{45} movements in intestinal smooth muscle. J. Pharmacol. exp. Ther. *169*: 46–55 (1969).

WEISS, G. B.: On the site of action of lanthanum in frog Sartorius muscle. J. Pharmacol. exp. Ther. *174*: 517–526 (1970).

WILKES, A. B., E. SCHMIDT: Effect of varying glycerol concentration and incubation time on the ultrastructure of the rabbit atria. Pharmacologist *13*: 197 (1971).

WINEGRAD, S.: The possible role of calcium in excitation contraction coupling of heart muscle. Circulation *24*: 523–529 (1961).

WINEGRAD, S., A. SHANES: Calcium flux and contractility in guineapig atria. J. gen. Physiol. *45*: 371–394 (1962).

WINEGRAD, S.: Autoradiographic studies of intracellular calcium in frog skeletal muscle. J. gen. Physiol. *48*: 455–479 (1965).

WINEGRAD, S.: Muscle calcium location with respect to the myofibrils. J. gen. Physiol. *48*: 997–1002 (1965).

WINEGRAD, S.: Intracellular calcium movements in frog skeletal muscle during recovery from tetanus. J. gen. Physiol. *51*: 65–83 (1967).

YAMAGUCHI, T., T. MATSUSHIMA, M. FUJINO, T. NAGAI: The excitation-contraction coupling of the skeletal muscle and the glycerol effect. Jap. J. Physiol. *12*: 129–141 (1962).